La Leçon de massage

Catalogage avant publication de Bibliothèque et Archives Canada

Bertrand, Nicolas

    La leçon de massage

    Doit être acc. d'un disque optique d'ordinateur.

    ISBN-13: 978-2-89077-309-7
    ISBN-10: 2-89077-309-4

    1. Massage. I. Berlin, Jean-Christophe. II. Titre.

RA780.5.B47 2006   613.7'2   C2006-941080-1

Les auteurs tiennent à remercier tout particulièrement :

Mireille L'Heureux
Agnès Anquetil et son association Equilibre
Christophe-Roger Vasselin
Caroline Delafraye
Jeanne-Sophie Berlin
Marie Delafraye
Yacine Yaly
Jérôme Wagner
Vincent Come
Jean le « Bébé oublié »
Sabrina Woillard
Claude Samard

pour leur participation au DVD et aux photos.

Conception et réalisation graphique : Delphine Delastre
© Flammarion, Paris, 2006
© 2006, Flammarion Québec pour l'édition canadienne
Tous droits réservés
ISBN : 2-89077-309-4
(978-2-89077-309-7)
Dépôt légal : 4ᵉ trimestre 2006
www.flammarion.qc.ca
Imprimé en Malaisie

JEAN-CHRISTOPHE BERLIN

NICOLAS BERTRAND

PHOTOGRAPHIES DE JEAN-FRANÇOIS FANET

La Leçon de massage

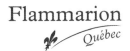

Flammarion

Québec

Sommaire

INTRODUCTION

COMMENT UTILISER
CE LIVRE ?

AVANT DE COMMENCER

QUELQUES NOTIONS SUR LE MASSAGE, 13
LE MEILLEUR MOMENT POUR VOTRE MASSAGE, 13
INSTALLATION, 14
ENVIRONNEMENT, 16
MATÉRIEL, 16
CRÈMES ET HUILES ESSENTIELLES, 17
TOUCHER ET ENTRAÎNEMENT, 25
SENSATIONS PERÇUES ET RESSENTIES, 25
CONSEILS POUR BIEN DÉBUTER, 26
LES DIX COMMANDEMENTS DU MASSEUR, 26

LES EFFETS DU MASSAGE
ET LES CONTRE-INDICATIONS

LES EFFETS, 31
LES CONTRE-INDICATIONS, 33

LES TECHNIQUES
DE BASE

EFFLEURAGE, 40
PRESSIONS GLISSÉES, 41
MODELAGE, 42
TAMPON-BUVARD, 43
PIANOTAGE, 44
PRESSION AU POUCE, 45
TRAITS TIRÉS, 46
PINCEMENT, 47

PONÇAGE, 48

TRACTION, 49

PÉTRISSAGE, 50

PERCUSSIONS, 51

PEIGNAGE, 52

FRICTION, 53

ÉTIREMENTS, 54

BALLOTTEMENT, 55

PALPATION, 56

TORSION, 57

PALPER-ROULER, 58

ÉCOUTE, 59

DÉCORDAGE, 60

VIBRATION, 61

MASSAGE DES DIFFÉRENTES PARTIES DU CORPS

MASSAGE DU DOS, 65

MASSAGE DES CUISSES ET DES JAMBES, 73

MASSAGE DES PIEDS, 83

MASSAGE DU VENTRE, 91

MASSAGE DES ÉPAULES ET DES BRAS, 99

MASSAGE DES MAINS, 109

MASSAGE DU COU ET DU THORAX, 119

MASSAGE DU VISAGE, 127

LES DIFFÉRENTS TYPES DE MASSAGES ET LES MANŒUVRES ADAPTÉES

MASSAGES CIRCULATOIRE ET ESTHÉTIQUE, 137

MASSAGE POUR LES SPORTIFS, 147

MASSAGE ANTISTRESS, 155

AUTOMASSAGE, 161

PRÉSENTATION DU DVD

Introduction

Qui a oublié *Les Mains du miracle* ? Dans ce livre, Joseph Kessel nous raconte comment le masseur-gourou de Himmler a influé sur le cours de l'histoire en persuadant son tristement célèbre patient de s'éloigner de Hitler et d'épargner la vie de milliers de déportés...

Cela nous prouve à quel point le massage va au-delà du simple bien-être !

Freud, lui aussi, l'utilisait en complément de l'hypnose pour lever les barrières qui nous séparent de notre inconscient.

Masser, c'est avant tout toucher (du mot arabe *mass* qui veut dire « palper », « presser légèrement ») : l'enfant touche avant de mettre à la bouche, l'aveugle palpe et observe avec les doigts, les sociétés primitives utilisent le toucher pour manifester leurs sentiments de fraternité... Le « toucher », exécuté dans le but de « faire du bien », devient avec Hippocrate (v. 460-v. 377 av. J.-C.) *le massage*. On doit aux pays du Nord, la Finlande et la Suède, la réhabilitation, au début du XIXe siècle, du massage, après une longue période d'oubli. Progressivement, il retrouve sa place dans notre société qui découvre grâce à Pasteur *l'hygiène*. Puis le baron Pierre de Coubertin, en rajeunissant les Jeux grecs, redonne ses lettres de noblesse au massage sportif. Aujourd'hui, nous avons à notre disposition de nombreuses techniques de massages, issues de toutes les cultures et tous les pays du monde. Il est parfois un peu difficile de savoir ce qui nous fera le plus de bien entre le massage indien, chinois, turc, californien... Chaque technique a ses adeptes, mais il faut garder à l'esprit ce principe de base de la médecine : *primum non nocere* (« d'abord ne pas nuire ») !

Ainsi, le massage médical doit rester une affaire de spécialiste.

Nous sommes, quant à nous, des masseurs médicaux, des ostéopathes diplômés mais aussi d'anciens sportifs. Nous avons tiré de notre pratique professionnelle et sportive une expérience que nous voulons vous faire partager.

Les massages doivent vous procurer détente et bien-être mais aussi vous permettre de nouer de nouvelles relations avec la personne massée.

Le toucher est un grand réconfort dans une société qui tend à éloigner les individus. Le travail et surtout la place que nous souhaitons avoir dans la société nous conduisent à nous méfier des autres. Nous souhaitons que le massage fasse fondre la glace qui nous isole.

Je me souviens d'une expérience réalisée en laboratoire aux États-Unis : on avait installé dans une cage deux mannequins représentant un singe. L'un était doux et moelleux ; l'autre dur et piquant mais pourvu d'une mamelle pleine de lait. On a fait entrer un petit singe dans la cage et brusquement on lui a fait peur. Où a couru le petit singe ? Vers la poupée de chiffon bien sûr ! La conclusion des chercheurs est que le réconfort émotionnel d'une *sensation tactile agréable* est plus important que le sein maternel...

Souhaitons que le massage vous apporte cette sensation de sécurité et de détente. En un mot, de bien-être, qui est inscrit dans nos souvenirs d'enfance.

Comment utiliser ce livre ?

Vous pouvez utiliser ce livre de plusieurs façons.

Soit chronologiquement : le livre suit une certaine logique technique qui vous permettra d'avoir une vue d'ensemble du massage.

Soit par chapitre : chacun fonctionne en effet indépendamment des autres.

Les différentes techniques de massages sont regroupées en fiches techniques classées par niveau de difficulté. Vous pourrez les utiliser un peu à la façon des fiches de cuisine. Elles vous permettront de vous entraîner ou de revoir certaines manipulations.

En réalisant ce livre, nous nous sommes aperçus de la difficulté de transmettre nos connaissances. En effet, au-delà du côté technique, il existe une grande part d'expérience dans la pratique du massage. Pour que vous puissiez bénéficier de cette expérience, nous avons intégré dans ce livre un certain nombre de conseils issus de notre pratique. Ils ne sont évidemment que des indicateurs et des guides qui, peut-être, ne correspondront pas exactement à vos sensations — nous ne prétendons pas détenir la vérité.

Enfin, nous avons mis au point un DVD, pensant que des images valent mieux que de grands discours. La partie « massage » de ce DVD a été réalisée avec l'aide d'une professionnelle ; nous avons ainsi codifié les séquences pour que vous ne soyez pas perdu et qu'il y ait une correspondance entre ce que vous lirez et ce que vous verrez. L'idée est de vous installer avec votre partenaire devant votre poste de télévision et de vous laisser guider par l'image.

Le massage est avant tout une affaire de sensations : nous vous donnons ici les moyens de les acquérir, mais seule votre expérience fera la différence. Votre statut évoluera, vous faisant passer du rôle « de pousseur de crème » à celui de masseur. Sachez enfin qu'un bon masseur doit être bien massé, c'est une règle absolue ! En effet, comment faire passer une sensation ou une émotion que vous n'avez vous-même pas perçue ? Ce livre doit donc être partagé et lu par tous.

Bienvenue dans un monde de nouvelles sensations !

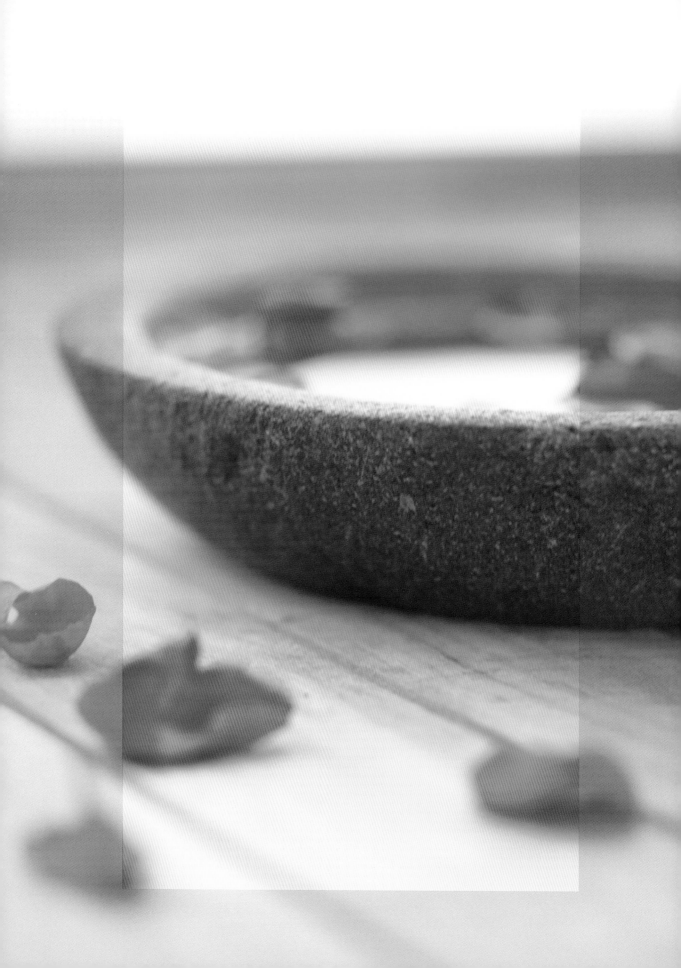

Avant de commencer

QUELQUES NOTIONS
SUR LE MASSAGE

Le massage est un véritable « corps à corps » selon Boris Dolto*. Il permet de mettre bout à bout les morceaux d'un puzzle. Une fois reconstitué, notre corps est différent, il a une nouvelle « image ».

On ne peut pas réduire le massage à une friction ou un pétrissage : il s'agit plutôt d'une pratique ambitieuse qui intéresse toutes les fonctions de notre corps.

Nous développerons plus loin les différents effets du massage sur la peau, la circulation, les muscles…, mais il serait faux de vouloir segmenter ses différents effets. Dès que l'on touche son corps ou celui d'un autre, une multitude de réactions se produisent simultanément.

Le massage des jambes ne concerne pas que la jambe car il stimule le système circulatoire donc le cœur, les reins, le système nerveux, donc les nerfs et le cerveau, etc.

Ces réactions en chaîne, très variables selon l'individu, font du massage une arme redoutable contre le stress.

Nous avons vu en introduction que la main est « protectrice ». Un massage bien conduit sur une personne confiante doit permettre de lever toutes les tensions. C'est là notre démarche essentielle.

Dans un salon de coiffure de Dakar (Sénégal), j'ai eu la surprise de me voir proposer, après le shampoing, un massage du cuir chevelu. Un peu méfiant, j'allais décliner l'offre quand la jeune fille me dit : « C'est du plaisir, Toubab… » Le massage très lent et doux provoqua instantanément un relâchement total de tous mes muscles, je m'abandonnai alors avec ravissement entre ses doigts exotiques et experts.

Cette sensation était nouvelle pour moi, je fus conquis.

Avec du recul, on voit bien qu'un toucher bienveillant peut venir à bout de nos réticences.

Il faut donc « s'abandonner » au massage, laisser de côté sa montre et ses rendez-vous, oublier pour un temps ses soucis.

Le massage pris comme une parenthèse dans votre vie trépidante vous aidera à relativiser et vous procurera, j'en suis sûr, un grand moment de détente et de plaisir.

* Boris Dolto, mari de Françoise Dolto, est un des fondateurs de la kinésithérapie moderne en France. Il est l'auteur entre autres du *Corps entre les mains*, Hermann, 1988.

LE MEILLEUR MOMENT
POUR VOTRE MASSAGE

Pour choisir le bon moment de votre massage, il faut déterminer s'il s'agit d'un massage relaxant ou d'un massage tonifiant.

L'homme est un « animal » diurne, c'est-à-dire que sa plus grande activité se fait le jour.

Au cours d'un cycle de vingt-quatre heures, notre corps réagit différemment et semble être programmé pour « travailler » plus ou moins selon les heures. La chronobiologie étudie ces variations de rythmes biologiques.

On peut résumer ces différentes phases par une courbe sinusoïdale :

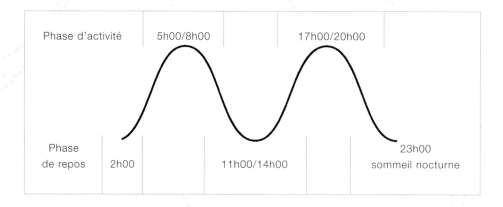

On voit qu'au cours de la journée, il existe des périodes actives pendant lesquelles nous sommes performants : entre 5 h 00 et 8 h 00 du matin et entre 17 h 00 et 20 h 00 le soir. En revanche, nous ressentons la fatigue entre 11 h 00 et 14 h 00 et après 23 h 00.

Si vous souhaitez vous détendre, il faut donc choisir la plage horaire de moindre vigilance, c'est-à-dire en fin de matinée et en fin de soirée.

Si vous programmez un massage tonique, préférez le matin tôt et le « tea time ».

Dans tous les cas, le meilleur moment pour le massage est celui où vous ne serez pas dérangé ! Fermez votre porte aux intrus et soyez exclusif : rien que vous et le masseur...

INSTALLATION

Couvrez systématiquement la personne afin d'éviter toute ambiguïté.

Positionnez la nuque sur un petit coussin de façon qu'elle ne parte pas trop en arrière.

L'idéal est sans aucun doute de posséder une table de massage (son prix est aujourd'hui devenu abordable), mais une table de salle à manger peut aussi faire l'affaire.

Reste la solution de pratiquer au sol.

Dans tous les cas, un certain nombre de règles sont à respecter, un bon massage ne pouvant se faire sans une bonne installation.

La détente doit commencer dès que votre partenaire s'installe.

• *Sur le dos :* surveillez le cou, qui a tendance à partir en arrière, et couvrez la poitrine qui est une zone vulnérable, surtout chez la femme.

Enfin, mettez un coussin sous les jambes de façon à détendre les cuisses et les abdominaux.

• *Sur le ventre :* la tête doit être détendue, elle peut reposer sur les mains, être tournée sur un côté, ou bien reposer sur une serviette comme nous vous le montrons sur la photo. Un coussin sous le ventre est judicieux dans la mesure où il permet de décambrer les lombaires ; enfin, les jambes peuvent elles aussi être détendues en plaçant un coussin sous les pieds.

SUR LE DOS

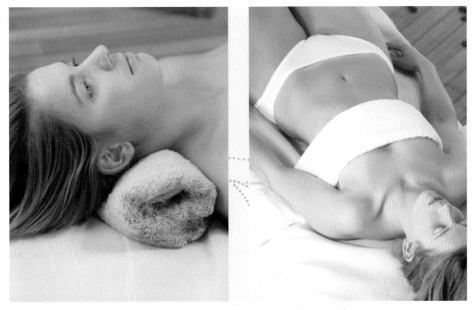

Installez un coussin sous les genoux pour détendre les cuisses et le ventre.

SUR LE VENTRE

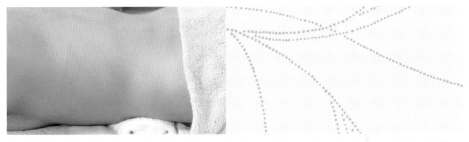

Un coussin sous le ventre est le bienvenu, surtout quand la cambrure lombaire est importante.

Les jambes

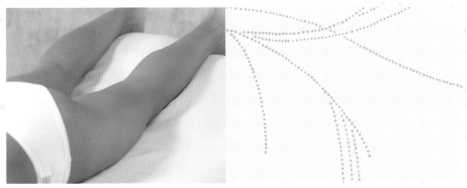

Un coussin sous les pieds permet une bonne détente des muscles de l'arrière des cuisses, qui sont très souvent en tension.

ENVIRONNEMENT

L'environnement est très important dans la pratique du massage. Il faut créer une ambiance, une atmosphère de bien-être et de détente.

LES RÈGLES À RESPECTER

1. Supprimez tous les éléments extérieurs qui pourraient nuire au massage :
– débranchez le téléphone ;
– choisissez une pièce calme et confortable ;
– vous n'êtes là pour personne.

2. Créez une ambiance :
– tamisez la lumière ;
– mettez une musique adaptée au massage ;
– parfumez la pièce avec de l'encens ou des parfums d'ambiance.

3. Choisissez le bon moment pour le massage :
– tenez compte de la chronobiologie ;
– soyez disponibles, vous et votre partenaire ;
– ne massez pas dans l'urgence ;
– ce temps vous appartient, profitez-en !

MATERIEL

Il est simple, puisque l'instrument essentiel est votre main.
Nous avons vu qu'il était préférable de masser sur une table de massage. Couvrez-la d'un drap ou d'une serviette-éponge.
Vous pouvez utiliser de petits coussins pour caler votre corps.
Prévoyez des serviettes de bain pour les zones que votre partenaire ne souhaite pas dévoiler et respectez sa pudeur.
Lavez-vous les mains avec un savon gras avant et après le massage.
Utilisez un adjuvant au massage sous forme d'huiles ou de crèmes que nous étudierons plus en détail dans le chapitre suivant.
Il existe toutes sortes d'instruments plus ou moins baroques, censés remplacer la main du masseur. Qu'ils soient électriques ou mécaniques, nous n'en parlerons pas car ils sont pour nous, thérapeutes manuels, sans intérêt : comment peut-on masser sans avoir de perceptions en retour ?
De petits diffuseurs de parfums sont aussi les bienvenus, ils créent une atmosphère propice au relâchement et à la détente.
Enfin, n'oubliez pas de vous munir d'une bonne dose de calme et de concentration, ce sont les outils essentiels du massage.

CREMES ET HUILES ESSENTIELLES

LES CRÈMES

Volontairement, nous ne voulons pas détailler les crèmes contenant des composés pharmaceutiques car nous ne les utilisons pas dans notre pratique quotidienne. En effet, les produits actifs sont agressifs et leur utilisation prolongée est nocive.

En revanche, vous pouvez utiliser des crèmes neutres « spécial massage » contenant de la paraffine qui permettent à la main de glisser et qui ne tachent pas les vêtements.

Le talc est à proscrire car il bouche les pores de la peau.

LES HUILES ESSENTIELLES ET LES HUILES DE MASSAGE

Reconnues et utilisées depuis la plus haute Antiquité pour leurs propriétés thérapeutiques et cosmétologiques, les huiles essentielles font une percée remarquée dans le monde de la santé moderne. Parmi les plantes qui poussaient dans son environnement, l'homme a très tôt su reconnaître et sélectionner certaines plantes pour leurs vertus.

Les premiers « hommes médecines » utilisaient parfaitement les drogues végétales et aromatiques, et soignaient les plaies en appliquant directement la plante sur la peau. Sous l'Antiquité, Hippocrate préconisait de soigner et stimuler les forces naturelles d'autoguérison en utilisant les aromates dans l'alimentation et la médecine...

Aujourd'hui, les laboratoires de pointe élaborent les huiles essentielles pour la cosmétologie et l'esthétique. L'aromathérapie moderne doit beaucoup à René-Maurice Gattefossé et au docteur Jean Valnet.

Les huiles essentielles ont « réponse à tout » et, à l'heure où l'on nous incite à modérer notre consommation de médicaments, nous redécouvrons les vertus de ces concentrés aromatiques.

UTILISATION ET MODE D'EMPLOI

Quelques définitions

Peau : membrane cellulaire semi-perméable recouvrant la surface du corps. Elle protège des agressions extérieures, blessures, froid, chaleur... Elle prévient les pertes de minéraux, participe à l'élimination des déchets et à la régulation de la température du corps. Le derme contient un réseau de capillaires sanguins et lymphatiques qui permettent la diffusion des substances contenues dans le produit de massage.

La peau est un vecteur naturel très efficace des principes actifs présents dans les huiles essentielles et végétales. Mieux vaut donc faire très attention à ce qu'on applique sur la peau et choisir des produits sains, « nutritifs » et naturels.

Huiles essentielles : résultat de la distillation à la vapeur d'eau de plantes pour en extraire l'essence, ces huiles sont extrêmement concentrées et peuvent être utilisées pour le massage. Les huiles essentielles constituent une « nourriture » incomparable pour le corps ; non seulement elles sont riches en vitamines et oligo-éléments, mais elles ont également toutes sortes de propriétés antivirales, antifongiques, antalgiques, décongestionnantes et immunorégulatrices. Les huiles essentielles sont des substances très actives dont l'utilisation exige certaines précautions.

La rareté de certaines plantes ainsi que la délicatesse des procédés d'obtention des huiles essentielles et de leur conservation entraînent un coût important de fabrication.

La qualité des huiles essentielles que vous allez utiliser est de première importance. Pour réaliser vos préparations pour un massage et bénéficier réellement des vertus thérapeutiques et cosmétologiques des huiles essentielles, vous devez choisir avec soin du produit *100 % naturel, de qualité biologique et doté de garanties de fabrication naturelle sans aucune adjonction de produits chimiques ni conservateurs*. Bien évidemment, les huiles synthétiques ou reconstituées sont à proscrire. Pour que les huiles végétales puissent jouer leur rôle d'aliment de facteur de santé et de beauté, elles doivent être de qualité irréprochable, *non raffinées, première pression à froid et toujours cultivées selon les méthodes de l'agriculture biologique.*

Huile végétale : résultat obtenu par la pression de fruits, feuilles et pépins et de graines de plante. L'utilisation de l'huile est une des premières découvertes culinaires de l'homme. Elle a toujours été utilisée par les anciens pour les soins d'hygiène et de beauté.

Complexe aromatique : mélange d'huiles essentielles pures.

Huile de massage : mélange d'huiles essentielles et d'huile végétale pour appliquer sur la peau.

QUANTITÉS ET PRÉCAUTIONS

Utilisez les huiles avec modération. Pas plus de 10 à 15 gouttes d'huiles essentielles dans 50 ml d'huile végétale pour les massages du corps, et, surtout, pas plus de 3 gouttes dans 10 ml pour les massages du visage.

Lorsque vous massez, évitez les muqueuses, et surtout évitez impérativement les yeux. En cas de projection, utilisez une huile végétale pour nettoyer et apaiser l'irritation, surtout pas d'eau (les huiles essentielles ne sont pas solubles dans l'eau).

Les huiles végétales peuvent être mélangées ensemble, mais ne mélangez pas plus de trois huiles essentielles dans vos préparations.

Attention, certaines huiles sont incompatibles et peuvent être irritantes, voire allergènes lorsqu'elles sont mélangées.

Enfin, les huiles essentielles se conservent plusieurs années. Gardez les flacons bien vissés car elles sont volatiles, conservez-les dans un endroit sombre, frais et sec.

Les huiles végétales doivent être conservées à l'abri de la lumière dans un contenant opaque. Mettez-les au réfrigérateur pour éviter qu'elles ne rancissent.

Une huile rancie est toxique pour le corps, jetez-la ! Il est préférable de préparer de petites quantités destinées à votre massage pour un emploi immédiat. Vous obtiendrez ainsi une huile de massage de qualité, efficace et « vivante ».

FICHES TECHNIQUES

Les huiles végétales

Les huiles essentielles étant extrêmement concentrées et actives, vous devrez, pour effectuer des massages du corps et du visage, les diluer dans des huiles végétales qui compléteront leur action.

Les huiles utilisées doivent être de qualité, première pression à froid, non raffinées et cultivées selon les méthodes biologiques. Les huiles végétales sont reconnues comme facteur de santé alimentaire et de beauté, elles entrent dans la composition de près de 80 % des préparations cosmétiques et même thérapeutiques car elles sont riches en vitamines et oligo-éléments.

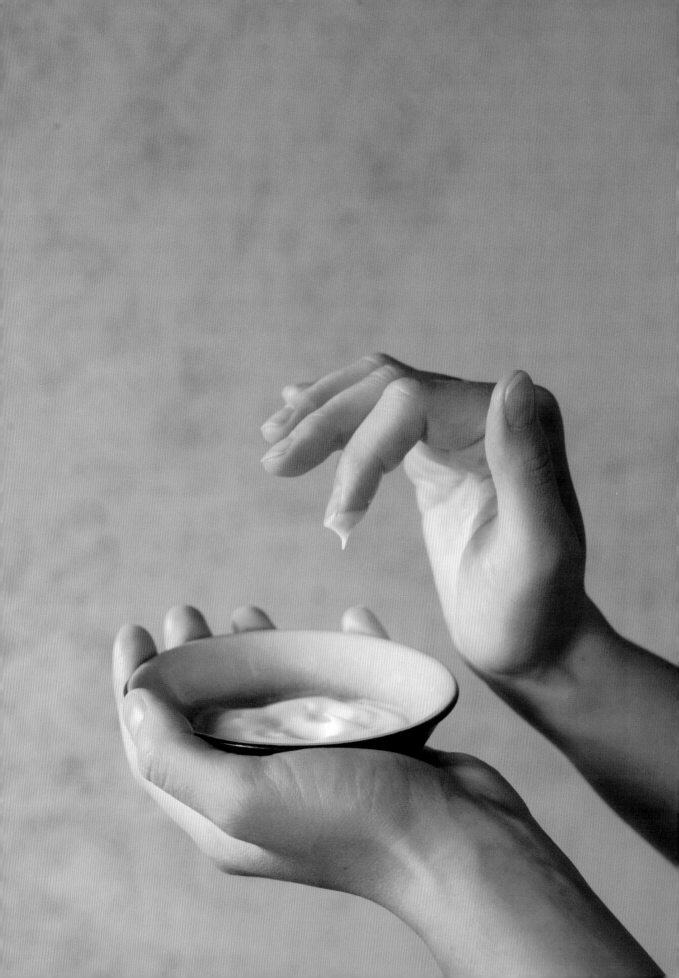

Huile d'amande douce

Cette huile bien connue a des vertus calmantes et adoucissantes, elle est riche en vitamines A et E. Elle nourrit et adoucit les peaux sujettes aux irritations et aux démangeaisons, convient très bien pour les massages.
À combiner avec des huiles essentielles relaxantes (voir recettes).

Huile de noyaux d'abricots

Très adoucissante, riche en vitamines et minéraux, elle convient merveilleusement à la peau prématurément vieillie ou sensible. Moins connue que l'amande douce qu'elle remplace avantageusement.

Huile d'argan

Connue et utilisée depuis des siècles en Afrique du Nord, elle équilibre les peaux sèches et déshydratées, elle prévient le vieillissement dû aux agressions extérieures (soleil, froid), neutralise également les radicaux libres.
Bonne pour les peaux à tendance acnéique, en soin du visage mélangée avec des huiles essentielles purifiantes (voir recettes). Convient également en cas de rhumatismes pour les massages du corps.

Huile d'avocat

Elle contient beaucoup de vitamines, des protéines et de la lécithine, très bénéfique pour les peaux sèches ou eczémateuses.

Huile de macadamia

Encore assez peu connue, elle a un pouvoir exceptionnel de pénétration. Elle régule le système lymphatique et circulatoire.
Mélangée à des huiles essentielles drainantes, elle est excellente pour les drainages lymphatiques et massages amincissants (voir recettes).

Huile de noisette

Beaucoup plus fluide que l'amande douce, elle pénètre facilement et permet des massages tonifiants très agréables, excellente pour les massages musculaires (voir recettes).
On l'utilise également pour les affections cutanées : eczéma, érythèmes fessiers des enfants.

Huile de pépins de raisins

Très légère et douce, également immunostimulante.

Les six huiles qui suivent sont assez chères et très riches. Elles conviennent donc en petites quantités pour les massages du visage et peuvent être mélangées à d'autres huiles végétales pour les massages du corps (voir recettes).

Huile au calendula

Régénère les tissus, régularise la circulation sanguine, réduit les inflammations rhumatismales et combat la nervosité.

Huile de germe de blé

Bien connue, elle est antioxydante, riche en vitamine E, elle rajeunit les peaux fatiguées et ridées.

Huile de bourrache
Régénérante, elle est cependant difficile à conserver.

Huile de jojoba
Hydratante, très utilisée en cosmétologie.

Huile d'onagre
Antirides et régénérante pour le visage.

Huile de rose musquée
Très coûteuse, antirides et raffermissante pour le visage.

Gel d'Aloès
Véritable produit miracle grâce à son pouvoir cicatrisant exceptionnel. Bien connu dans les pays chauds, ce gel qu'on utilise pour les coups de soleil et les brûlures convient très bien aux peaux sèches, gercées et eczémateuses grâce à son pouvoir apaisant et régénérant.
Pour le corps et le visage, pur ou mélangé.
Choisissez toujours un gel pur sans adjonction en magasins bio ou en pharmacie ; attention, tous les gels d'Aloès présents sur le marché ne sont pas de bonne qualité : soyez exigeant et testez le produit avant de l'utiliser.

Les huiles essentielles
Bois de rose
C'est une huile essentielle très efficace et très bien tolérée, idéale pour les enfants : elle agit en bonne synergie avec d'autres huiles essentielles pour traiter de nombreuses pathologies. Bonne pour le tonus musculaire, régénérante, stimulante immunitaire.
En massage apaisant en cas de dépression, surmenage et fatigue nerveuse, en massage sportif avant l'effort et en synergie avec d'autres huiles essentielles pour les affections des enfants.

Ciste *(Cistus ladaniferus)*
Très efficace à faible dose, cette huile essentielle est réputée pour ses vertus antihémorragiques, cicatrisantes et astringentes. Puissant hémostatique, antirides, anti-infectieux, antibactérien.
En massage, vous l'aurez compris, pour les soins du visage même une goutte dans vos crèmes de jour, mesdames, fera un puissant antirides, très efficace directement sur les coupures également. Stoppe immédiatement le sang. De plus son action antibactérienne nettoie les blessures.

Citron *(Citrus limon)*
Parfum très agréable.
Antiseptique, antibactérienne, hypotensive, régulatrice du système nerveux, fluidifiant sanguin. Contre-indiquée en cas d'allergies cutanées. De plus, elle est photo-sensibilisante, à réserver aux massages musculaires après l'effort et pas en vacances au soleil.

Eucalyptus radié *(officinale ou radiata)*
D'une grande tolérance cutanée, son innocuité est telle qu'on l'utilise pour enrayer les affections virales chez les enfants en application cutanée. Antivirale, stimulante immunitaire, antibactérienne très énergisante. En massage tonifiant et avant l'effort.

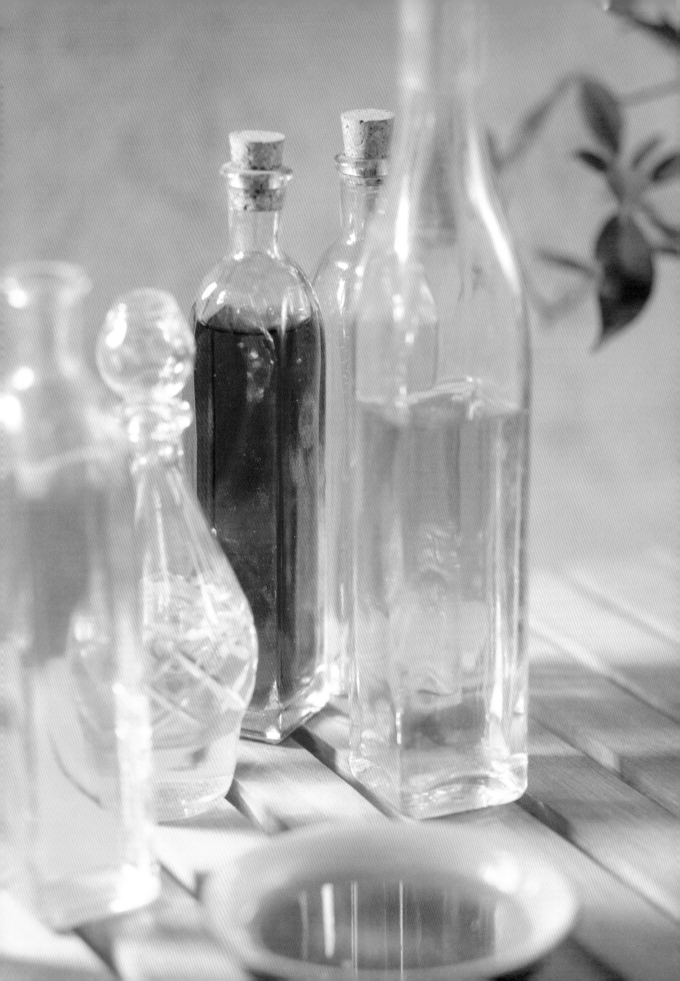

Gaulthérie couchée

Bien connue par les sportifs qui l'utilisent en massage avant, pendant et après l'effort. Antidouleur, anti-inflammatoire et antispasmodique, vasodilatatrice.
Pour les problèmes rhumatismaux, en massage musculaire.

Géranium odorant *(rosat)*

Très utilisé en parfumerie et dans les produits cosmétiques, tant pour son parfum que pour ses très nombreuses propriétés au niveau cutané. Comme la Lavande, elle n'a aucune contre-indication. Fongicide puissant, hémostatique, tonique et astringente cutanée, elle est anti-inflammatoire et antispasmodique. En massage pour les rhumatismes, les problèmes de peau (acné, mycoses) et aussi en cas de fatigue physique et/ou nerveuse.

Hélichryse italienne *(Immortelle)*

C'est une huile essentielle exceptionnelle. Difficile à obtenir, elle est assez chère. Aucune contre-indication, même pour les enfants. Anticoagulante, antihématomes (plus efficace que l'arnica), antichoc, antispasmodique. En massage après l'effort pour les sportifs, en cas de choc émotionnel et de contusions, antirides très efficace avec le Ciste.

Laurier noble

Cette huile essentielle a beaucoup de qualités thérapeutiques, elle est connue et utilisée depuis l'Antiquité. Son parfum tonifie les facultés mentales. Elle est antibactérienne, antalgique, antinévralgique, tonifiante et énergisante, elle active la circulation lymphatique. C'est aussi un anti-infectieux cutané et antinécrosant. En massage drainant et également en massage tonifiant.

Lavande vraie *(officinale)*

La plus connue et utilisée en massage, très efficace pour les problèmes de peau.
Antiseptique, bactéricide, anti-inflammatoire, cicatrisante, régénérante, insecticide et décontractante musculaire. En massage pour les crampes musculaires, les allergies cutanées et peaux sensibles, ainsi qu'en massage « détente », antistress et insomnies.

Myrte commun

Cette huile essentielle est aussi bien utilisée par voie interne par les médecins naturopathes qu'en massage. Antiseptique, sédative et immunostimulante, décongestionnant veineux et draineur lymphatique. En massage, excellent draineur et également antirides. Cette huile essentielle est recommandée pour les peaux dévitalisées, fatiguées, elle aide aussi en massage de détente car elle prépare au sommeil.

Néroli *(fleur d'Oranger)*

Très parfumée, utilisée depuis l'Antiquité pour son odeur délicate, c'est une huile essentielle qui agit en profondeur. Son hydrolat est bien connu sous le nom d'eau de fleur d'oranger.
À la fois tonique et positivante, antidépressive, antifatigue, antispasmodique et sédative.
En massage antistress, pour prévenir les insomnies, après l'effort en massage musculaire par son action phlébotonique et pour les massages du plexus pour les enfants hyperactifs.

Oranger amer *(Petit Grain, Bigaradier)*

Régénérant cellulaire et cutané, régulateur du système nerveux, antidépressif, sédatif. Cette huile améliore la circulation artérielle.
En massage musculaire après l'effort, en détente pour les troubles de l'endormissement, pour les enfants spasmophiles, et aussi pour le soin des peaux grasses et/ou fatiguées.

Palmarosa *(Géranium des Indes)*
Cette huile essentielle est indiquée pour chacun des massages que vous voulez pratiquer. Aucune contre-indication, sauf pour les femmes enceintes (elle faciliterait l'accouchement !). Bon draineur lymphatique, régénérant cellulaire, stimulant immunitaire, cicatrisant.
En massage pour le visage et le corps, même pour les peaux eczémateuses, même en cas d'urticaire, de mycoses cutanées ou autre.

Romarin officinal à cinéole
C'est le composant principal du fameux « élixir de la reine de Hongrie » qui permettait de retrouver jeunesse et vitalité. Tonique circulatoire et artériel, antiseptique, antirhumatismal.
En massage tonifiant et massage pour les sportifs après l'effort et avant, pour activer la vitalité.

Ylang-ylang
Signifie la « fleur des fleurs ». Très utilisée pour les soins de la peau en raison de son action tonique et régénérante (réputée aphrodisiaque). Antispasmodique, antalgique, tonique circulatoire et cutané, stimulante immunitaire équilibrante.
En massage pour le soin des peaux fatiguées (toutes peaux). C'est un antifatigue, antistress, antidépresseur.

Ceci n'est qu'un aperçu des huiles essentielles : il y en a plus de deux cents ! Nous vous avons présenté celles qui nous ont semblé les plus efficaces pour les massages. Plurifonctionnelles, elles sont toutes assez faciles à trouver, même si parfois elles sont un peu chères à l'achat. Heureusement, peu de gouttes suffisent.

NOS RECETTES

MASSAGE MUSCULAIRE APRÈS L'EFFORT
• HE de Petit Grain (action calmante et décontractante), 5 gouttes ;
• HE de Citron (cicatrisante, circulatoire, parfum agréable), 3 gouttes ;
• HE d'Hélichryse italienne ou Immortelle (extraordinaire cicatrisant contre les contusions et hématomes), 5 gouttes ;
• HE de Gaulthérie couchée (action anti-inflammatoire antalgique, excellente pour les échauffements musculaires), 2 gouttes ;
• Huile de noisette, 40 ml ;
• Huile d'argan, 10 ml.

MASSAGE DRAINANT AMINCISSANT
• HE de Myrte commun (c'est un draineur lymphatique et décongestionnant veineux), 5 gouttes ;
• HE de Laurier noble (active la circulation lymphatique, neurotonique, tonifiante et énergisante), 5 gouttes ;
• HE de Palmarosa (un excellent draineur lymphatique, régénère les cellules) ;
• HE de Bois de rose (régénérante, astringente, cicatrisante), 5 gouttes ;
• Huile de macadamia, 50 ml.

MASSAGE TONIFIANT
• HE d'Eucalyptus radié, ou *radiata* (très énergisante, stimulante immunitaire), 5 gouttes ;
• HE de Géranium odorant (tonique, anti-inflammatoire antispasmodique, aucune contre-indication), 5 gouttes ;

- HE de Romarin officinal à cinéole (dynamisante, tonique corporel, tonicardiaque), 5 gouttes ;
- Huile de noisette, 20 ml ;
- Huile au calendula, 30 ml.

MASSAGE DÉTENTE ANTISTRESS

- HE de Néroli (positivante, antidépressive, antispasmodique), 5 gouttes ;
- HE de Lavande officinale (antidépressive, rééquilibrante du système nerveux, décontractante musculaire), 5 gouttes ;
- HE d'Ylang-ylang (bon stimulant immunitaire et équilibrant), 5 gouttes ;
- Huile d'amande douce, 50 ml.

MASSAGE ANTIRIDES

1 goutte de chacune des huiles essentielles suivantes :
- Carotte : régénérante et hydratante ;
- Ciste : astringente et raffermissante ;
- Camomille : rééquilibrante, anti-inflammatoire ;
- Géranium odorant, ou rosat : tonique, cicatrisante ;
On peut alterner ces deux dernières avec de l'Hélichryse italienne et de l'Ylang-ylang.

Et 3 ml de chacune des huiles végétales suivantes :
- huile de germe de blé ;
- huile de rose musquée ;
- huile d'onagre.

TOUCHER ET ENTRAINEMENT

Le toucher, c'est l'apanage des aveugles.
Dans un premier temps, fermez les yeux et concentrez votre massage sur la sensation du toucher.
Installez-vous près de votre sujet et effleurez-le les yeux fermés en suivant les contours du corps. Lorsque vous rencontrez un volume, arrêtez-vous et appuyez lentement pour évaluer sa résistance : dur, mou, liquide ? Poursuivez votre exploration en vous renseignant sur les effets ressentis par votre sujet.
Dans un deuxième temps, faites les mêmes manœuvres les yeux ouverts et comparez vos perceptions.
Lorsque vous serez plus aguerri dans les techniques de massage, reproduisez-les, les yeux fermés. Les meilleurs masseurs sont des aveugles. Comme eux, apprenez à voir et comprendre avec les mains.

SENSATIONS PERCUES ET RESSENTIES

La main est un outil extraordinaire.
Elle nous différencie d'ailleurs des autres êtres vivants par ses capacités presque sans limites. Elle nous a permis de nous placer au sommet de l'échelle de l'évolution, sans elle, rien n'aurait été possible.

Elle sait *percevoir, palper, toucher, caresser, différencier*, mais aussi *plier, frapper, pincer*.

Il ne s'agit pas seulement d'un moyen de réalisation mais aussi d'un outil de communication et d'union.

Une grande partie de la réussite du massage tient dans la communion qui va s'opérer entre votre main et ce qu'elle perçoit de la personne massée.

La main emmagasine des sensations : des températures, des textures, des densités, des structures… Elle a une mémoire, elle se souvient, elle apprend, elle analyse, elle distingue.

Toutes ces notions sont indispensables pour le masseur : en effet, elles vont lui permettre d'acquérir l'expérience nécessaire à la pratique d'un bon massage.

En d'autres termes, plus vous pratiquerez, plus vous serez à l'écoute des sensations procurées par votre main, plus vous deviendrez un bon masseur.

La main finit par savoir. Faites-lui confiance.

CONSEILS POUR BIEN DEBUTER

Soignez votre installation, lavez-vous les mains et effectuez des exercices respiratoires lents.

Demandez à votre sujet de respirer calmement et d'avoir en tête une image apaisante.

Posez délicatement vos mains sur son corps et ne bougez pas pendant quelques secondes. Commencez votre massage par des manœuvres douces.

Ces conseils sont destinés à vous permettre de détendre votre sujet, ce qui est essentiel pour la suite. En effet, si le massé est *réfractaire*, le massage est voué à l'échec.

Si vous êtes débutant, vous devez communiquer par la voix afin de vous assurer que ce que vous faites est bien ressenti. Ne cherchez pas la *performance* mais plutôt à *faire plaisir*.

La fin du massage doit être douce et *rassurante*.

LES DIX COMMANDEMENTS DU MASSEUR

1. *Primum non nocere* (Avant tout, ne nuis pas).

2. Tes mains seront bienfaisantes.

3. Ne cherche pas la performance.

4. Donne et reçois.

5. Écoute et réponds.

6. Si tu ne sais pas, abstiens-toi.

7. Prends conseil.

8. Ne compte pas ton temps.

9. Sois calme et apaisant.

10. Soigne tes intentions.

Vous vous apprêtez à vivre une expérience formidablement enrichissante, mais nous tenons à vous donner quelques informations indispensables qui vous permettront d'éviter les écueils liés à un manque d'expérience. La personne que vous allez masser vous fait un cadeau inestimable : elle vous fait confiance. Ne la trahissez pas.

Mettez en place un contrat moral

Définissez dès le départ les conditions du massage, les zones que vous allez masser, le temps du massage et son but.

Soyez à l'écoute

La personne que vous massez n'est pas un champ d'expérimentation, respectez-la et écoutez-la si elle vous dit que telle ou telle manœuvre ne lui convient pas.

Ayez une hygiène parfaite

Lavez-vous les mains avant et après le massage, il ne faut pas que le moindre doute existe.

Échangez des informations

Communiquez pour améliorer et affiner vos perceptions, mais sachez respecter les silences, ils sont de puissants alliés du massage.

Apprenez à connaître vos limites

Quand vous avez un doute sur une zone à masser ou sur une technique, n'insistez pas.

Respectez une certaine chronologie

Construisez, équilibrez votre massage dans le temps et l'espace.

Le massage doit avoir un début, un milieu et une fin, aussi faites sentir cette chronologie à votre patient par un changement de rythme, de pression, de technique.

Sachez rester à votre place et respecter l'intimité de la personne massée

Laissez vos états d'âme au vestiaire, si vous n'êtes pas en condition physique et morale, remettez le massage à plus tard.

Moment de confidence privilégié

Quand vous allez solliciter certaines zones, il se peut que la personne se confie à vous, alors qu'en temps normal elle n'est pas très bavarde sur les choses qui lui sont personnelles. Par le massage et par la sollicitation de zones de tension, vous allez entrer dans un mode de confiance qui aboutira à la confidence. Il faut bien faire attention, car cet état est transitoire et la personne massée ne doit pas penser une seule seconde que vous pourriez utiliser ces informations après la séance. La conduite à tenir est ici de se comporter comme un professionnel, c'est-à-dire écouter mais sans relancer la conversation ou donner votre avis. La table de massage est un peu comme un confessionnal où rien de ce qui a été dit ne doit sortir. Boris Dolto disait des masseurs-kinésithérapeutes que ce sont « les psychanalystes des pauvres », c'est dire le nombre de personnes qui se confient sur une table de massage ! Le massage délie les muscles mais aussi les langues, soyez à l'écoute mais ne jugez pas, vous n'êtes pas là pour ça.

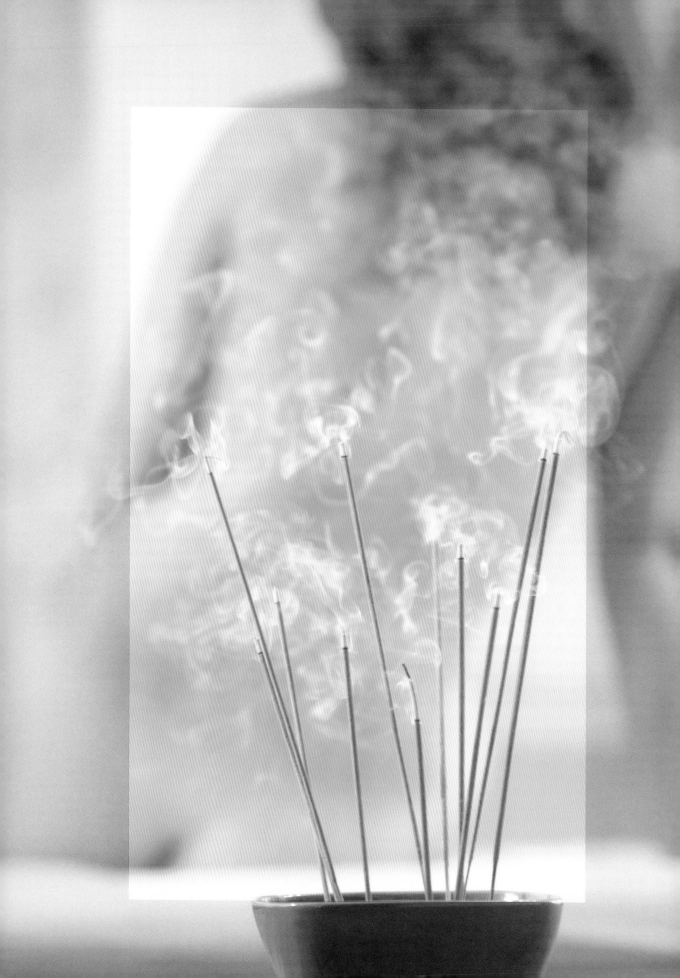

Les effets du massage
et les contre-indications

LES EFFETS

SUR LA PEAU ET SA TEXTURE

La peau est constituée essentiellement de deux couches : l'*épiderme* et le *derme*.

La partie la plus superficielle, l'épiderme, nous protège des agressions extérieures et permet les échanges entre la surface de la peau et notre organisme.

Le derme renferme les récepteurs de la sensibilité et le réseau vasculaire mais aussi le collagène qui est un des composants principaux de la peau. Les cellules graisseuses se trouvent dans le derme profond.

La peau joue un rôle important dans la régulation de la température corporelle grâce à la transpiration. Les terminaisons nerveuses, très nombreuses au niveau de la peau, nous renseignent grâce au toucher sur le monde extérieur : chaud, froid, dur, mou, etc.

Le massage a des effets nombreux et variés sur la peau :

– il l'assouplit ;

– il augmente la perspiration (élimination de l'eau par l'intermédiaire de la peau) ;

– il favorise la desquamation (élimination des peaux mortes en surface) ;

– il provoque un afflux sanguin ;

– il permet l'absorption des substances contenues dans les adjuvants au massage ;

– il stimule les terminaisons nerveuses sous-cutanées et provoque des sensations de type chaleur, plaisir… ;

– il stimule la formation du collagène.

La peau est la surface de contact entre masseur et massé, c'est le lieu de tous les échanges : elle doit être saine et propre pour permettre un massage efficace.

SUR LA CELLULITE

La cellulite est un terme un peu barbare car le suffixe -ite désigne généralement une inflammation. C'est sans doute le caractère douloureux de la palpation de la cellulite qui lui a valu son nom. En fait, il s'agit d'une infiltration graisseuse des différentes couches de la peau. Cette réserve graisseuse n'est pas un signe d'obésité car on la retrouve aussi chez les femmes minces.

Le XXe siècle a décrété la cellulite ennemie n° 1 de la beauté des femmes. On retrouve chaque printemps toutes sortes de méthodes révolutionnaires pour lutter contre ce « fléau ». Et le massage ? Qu'en est-il de son action contre la cellulite ?

Des techniques spécifiques de drainage semblent avoir des effets, même s'il est difficile de prouver leur efficacité. Certains pensent même parfois que le massage fait plus maigrir le masseur que le massé… Vous trouverez en tout cas dans ce livre une partie dédiée à l'esthétique et au massage circulatoire (voir p. 137).

En revanche, le massage trouve toute son utilité en complément des techniques chirurgicales récentes de lipo-aspiration. La chirurgie laisse parfois un aspect de la peau en « tôle ondulée ». Le massage est alors très recommandé et les résultats sont bons. Regrettons simplement que les rondeurs chères à A. Renoir ne soient plus « tendance », cela éviterait bien des souffrances…

SUR LA SILHOUETTE

Trois éléments composent notre silhouette : notre squelette, nos muscles et nos enveloppes graisseuses. Pour la modifier, il faut donc agir sur chacun de ces éléments.
• *Le squelette* détermine notre stature : se tenir droit, le ventre et les fesses serrés, la tête dégagée, voilà une attitude martiale !
• *Les muscles* sont les volumes de notre silhouette, ils seront plus ou moins développés selon notre activité physique.
• *Les volumes graisseux* enveloppent les muscles et déterminent nos contours en se localisant particulièrement sur le ventre et les fesses.

Le massage peut vous aider à affiner votre silhouette en agissant sur les volumes graisseux. L'association d'une bonne hygiène alimentaire, d'une activité physique endurante et des massages a fait ses preuves dans la lutte contre l'obésité. La balle est dans votre camp !

SUR LA DIGESTION

La digestion se fait au sein d'organes creux capables de se contracter. Le transit des matières peut être contrarié par une *lenteur* et une faiblesse des *contractions* des muscles de l'appareil digestif ou, au contraire, par un *spasme* (forte contraction) de certaines zones. Le massage sera utile soit par un effet *sédatif* et *calmant* dans le cas de contraction spasmodique, soit au contraire *stimulant* dans le cas de paresse intestinale.
Deux types de massages sont utilisés : soit par pression glissée dans le sens du transit en insistant sur les zones encombrées, soit par voie « réflexe » en pressant localement des zones qui sont susceptibles de déclencher une réaction d'évacuation.
Ces techniques sont très efficaces et peuvent être couplées avec celles concernant le foie, l'estomac ou la vésicule.

SUR LE SYSTÈME LYMPHATIQUE ET VEINEUX

Le massage, par son action appuyée, modifie les pressions tissulaires. Cette variation de pression associée au foulage des tissus contribue à améliorer le *retour veineux*. Souvenez-vous : le cœur expulse le sang dans les artères puis le sang retourne au cœur par l'intermédiaire des veines. Le massage circulatoire devra toujours se faire en direction du cœur car les veines sont munies de valves qui empêchent le sang de refouler.
Parallèlement au système veineux se développe le *système lymphatique*. La lymphe est un liquide incolore libre dans le corps qui baigne nos tissus. Cette lymphe est collectée dans des vaisseaux qui se réunissent au niveau de ganglions. Là, elle est filtrée puis retourne ensuite dans le système veineux.
Le massage favorise et accélère le passage de la lymphe dans les vaisseaux. Cela permet en particulier de réduire les œdèmes et les phénomènes de « grosses jambes ».
Il améliore donc les échanges liquidiens du corps et évite une stase (ralentissement de la circulation) en dynamisant le système de récupération lymphatique et veineux.
C'est pour cette raison que vous vous sentez léger après un bon massage circulatoire.

SUR LE SYSTÈME NERVEUX

On distingue deux systèmes : le central et le périphérique.
Le *système nerveux central* (cerveau) dirige tout et parfois même un peu trop ! Il donne des

ordres et interfère à volonté dans nos mouvements.

Le *système périphérique* est plus modeste. Il est composé des nerfs sensitifs et moteurs de nos muscles, il est le siège des réflexes.

Le massage influe sur les deux systèmes. Il a un rôle *sédatif* en agissant sur les récepteurs de la douleur et sans doute en permettant la libération d'endorphine qui est un antalgique naturel proche de la morphine. Cet effet sédatif peut se poursuivre en *effet hypnotique* pendant lequel vous vous endormez.

Sous l'effet du massage, le tonus des muscles se relâche, sans doute en raison du ralentissement de l'influx nerveux, c'est l'*effet relaxant*.

Enfin, on retiendra l'*effet « réflexe »* du massage, c'est-à-dire que la stimulation locale du massage va se transmettre à distance sur un organe éloigné de la zone massée. Cette technique est utilisée entre autres dans la médecine traditionnelle chinoise.

SUR LA RÉCUPÉRATION ET LE TONUS MUSCULAIRE

Le massage des sportifs date des Jeux antiques ; il a trouvé ses lettres de noblesse, plus récemment, dans l'épopée du Tour de France où chaque coureur dispose de son masseur.

Le massage a un effet indéniable sur la fatigue musculaire, d'une part parce qu'il *assouplit* le muscle durci par l'effort et, d'autre part, parce qu'il permet d'évacuer du muscle tous les « déchets » (toxines) résultant de la contraction musculaire.

Un autre effet du massage sur le muscle est l'*augmentation du tonus*. Un massage vif et soutenu accompagné de « crème chauffante » prépare efficacement le muscle à l'effort et prévient les accidents du type déchirure ou « claquage ».

Cette notion est tout à fait reconnue aujourd'hui, à telle enseigne que, pendant la première semaine des Internationaux de France de Roland-Garros, une vingtaine de kinésithérapeutes officient chaque jour. À l'époque de Björn Borg, ils étaient deux…

SUR LE SCHÉMA CORPOREL

Le schéma corporel est l'image que nous nous figurons de notre corps.

Ce que je vois dans le miroir, c'est moi, mais cette image est-elle exacte ? Elle peut être déformée par les états d'âme, l'imagination ou le regard des autres.

Le massage, en intégrant la notion de *toucher* et de *contour*, permet d'*affiner notre schéma corporel*. En particulier lorsque la main touche le dos, elle fait prendre conscience d'une zone que l'on ne voit jamais et que l'on ignore.

En touchant certaines parties du corps habituellement cachées – les fesses, la poitrine –, le massage permet de *lever certaines inhibitions* et aide à prendre *confiance en soi*.

Enfin le massage permet de prendre conscience de l'état de tension dans lequel nous nous trouvons.

LES CONTRE-INDICATIONS

LES ZONES À ÉVITER

Les muqueuses : nez, bouche, oreilles… zones très vascularisées et sensibles.

Les crêtes osseuses : elles font saillie sous la peau (dans le dos par exemple). On ne masse pas les os.

Le cou : en particulier, la face antérieure qui est fragile.

Les articulations : le pli de l'aine, les aisselles, les plis du genou, car beaucoup d'éléments vasculo-nerveux transitent par ces zones délicates.

Certaines zones du ventre, surtout si elles sont douloureuses : en particulier le foie, l'estomac situé dans la partie haute de l'abdomen.

Le globe oculaire.

LES CONTRE-INDICATIONS FORMELLES

Elles sont nombreuses mais pas toujours flagrantes. En cas de doute, abstenez-vous et demandez l'avis d'un spécialiste.

Peau : tout problème de peau de type acné, brûlures, cicatrice, éruptions est une contre-indication au massage.

Maladies inflammatoires : elles sont réservées au spécialiste. Les signes de l'inflammation sont : rougeur, douleur, chaleur.

Maladies infectieuses : ne massez pas quelqu'un atteint d'une maladie virale.

Varices : elles sont généralement visibles et palpables sous la peau. À éviter.

Cancers : en particulier ceux concernant la lymphe ou les stades avancés touchant les os.

ATTENTION ET INTENTION

Ces deux notions sont fondamentales dans la pratique du massage.

Lors de votre massage, vous allez vous concentrer sur une zone bien particulière, vous allez lui accorder de l'*attention*, c'est ici un moyen d'entrer en communication avec elle. Plus l'attention que vous lui porterez sera importante et précise, plus votre massage sera efficace. L'*intention* quant à elle relève de l'information que vous voulez faire passer par l'intermédiaire de votre main. La concentration suffit pour faire passer un message, pas besoin de mouvements pour induire une sensation. Si vous êtes fâché ou si vous aimez profondément votre sujet, il va le sentir au bout de vos doigts.

Grâce à ce phénomène, vous avez le choix de laisser passer vos émotions ou de les contrôler. Avec l'expérience, vos sensations et vos doigts deviendront des outils au service du bien-être.

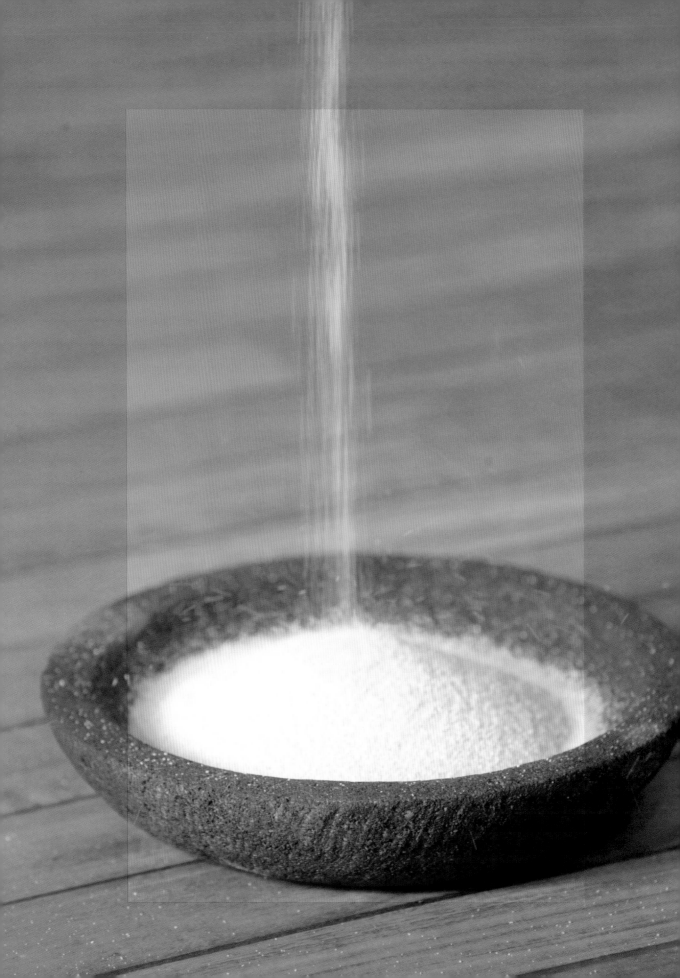

Les techniques de base

Sans technique, il est difficile de maîtriser une méthode. Cela s'applique aussi pour le massage. Nous vous proposons dans ce chapitre d'appréhender les techniques les plus utilisées dans le massage traditionnel. Vingt-deux techniques vous sont présentées sous forme de fiches classées par niveau de difficulté.

Consultez le mode d'emploi de façon à profiter au maximum des renseignements qui vous sont fournis.

Les informations suivantes vous permettront de réaliser les techniques dans les meilleures conditions possibles.

NIVEAU

Les techniques sont classées par niveau de difficulté. Suivant votre expérience et vos progrès, vous pourrez atteindre rapidement le niveau supérieur. Essayez tout de même de respecter une certaine progression.

Novice	Intermédiaire	Expérimenté
Effleurage	Ponçage	Palpation
Pressions glissées	Traction	Torsion
Modelage	Pétrissage	Palper-rouler
Tampon-buvard	Percussions	Écoute
Pianotage	Peignage	Décordage
Pression au pouce	Friction	Vibration
Traits tirés	Étirements	
Pincement	Ballottement	

INTÉRÊT DE LA TECHNIQUE
Elle vous permet de connaître le but de la technique et les éléments sur lesquels vous allez agir.

POSITION DE LA MAIN
La main est un outil complexe. Comment la positionner ? Quelle partie de la main est concernée ? C'est ce que l'on vous indique ici.

DESCRIPTION DE LA TECHNIQUE
Le déroulement de la technique vous est expliqué point par point.

CE QUE VOUS DEVEZ RESSENTIR
C'est votre perception que nous allons essayer d'affiner, en vous faisant partager notre expérience.

CE QUE DOIT RESSENTIR LA PERSONNE MASSÉE
Partagez avec votre partenaire ses sensations, elles vous permettront de progresser.

LA PRESSION EXERCÉE, L'AMPLITUDE ET LA VITESSE
Elles sont indiquées par des codes couleur que vous retrouverez aussi dans le DVD.

ZONE OÙ L'ON PEUT UTILISER CETTE TECHNIQUE
Elle correspond à la partie du corps où la technique est la plus adaptée.

QUAND RÉALISER CETTE MANŒUVRE
À quel moment, mais aussi dans quels types de massages pouvez-vous utiliser la technique ?

CONSEIL
Le petit plus du professionnel pour améliorer encore vos perceptions.

EFFLEURAGE

NIVEAU Novice.

INTÉRÊT DE LA TECHNIQUE

Il s'agit de la manœuvre de prise de contact par excellence.

Elle va, en effet, vous permettre d'aborder pour la première fois la peau de votre sujet, et ici plus qu'ailleurs, la première impression est primordiale.

POSITION DE LA MAIN

Étalez votre main bien à plat sur la peau de votre partenaire. Relâchez-vous au maximum et essayez de ménager le plus de contact possible entre votre paume et la zone que vous souhaitez masser.

DESCRIPTION DE LA TECHNIQUE

Sans modifier la pression de votre main, faites glisser vos doigts dans une direction, puis revenez à votre point de départ. Choisissez-en une autre et essayez progressivement de couvrir le maximum de surface possible. Une fois que vous aurez sollicité toute la zone que vous souhaitez masser, vous pouvez passer à une autre technique.

CE QUE VOUS DEVEZ RESSENTIR

Une sensation de glissement sans contraintes.

Concentrez-vous sur les renseignements que peut vous apporter votre main : chaleur, textures, tensions musculaires.

CE QUE DOIT RESSENTIR LA PERSONNE MASSÉE

Une main chaude bienveillante, sans intention particulière, mettant en évidence toutes les limites de la zone qui va être massée.

PRESSION EXERCÉE

Elle est faible et constante. Évitez les « chatouillis » extrêmement désagréables.

Sachez vous adapter à votre sujet et à la zone traitée, car la sensibilité n'est pas la même partout, ni chez tout le monde.

AMPLITUDE La plus grande possible.

VITESSE Lente.

ZONE OÙ L'ON PEUT UTILISER CETTE TECHNIQUE

L'ensemble du corps.

QUAND RÉALISER CETTE MANŒUVRE

Cette manœuvre est incontournable en début et en fin de traitement, à chaque fois que vous abordez une nouvelle zone ou que vous utilisez une technique particulière.

CONSEIL

Vous pouvez faire varier la manœuvre à l'infini. Essayez pour commencer l'effleurage global puis alterné (une main après l'autre) ou bien encore circulaire (dans le sens des aiguilles d'une montre).

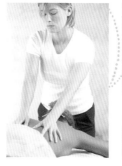
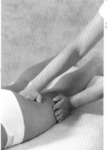
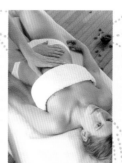
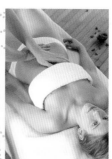

PRESSIONS GLISSEES

NIVEAU Novice.

INTÉRÊT DE LA TECHNIQUE

C'est une des manœuvres les plus utilisées dans le massage. Elle est de plus très facile à réaliser et très bien perçue par la personne massée.

En fonction de la pression exercée, vous allez avoir des effets différents : relaxant, dynamisant ou bien encore drainant. Déterminez dès le départ le résultat que vous recherchez, il vous permettra de choisir la pression la plus adaptée.

POSITION DE LA MAIN

Vos mains à plat sont bien étalées sur la peau de votre sujet, elles sont les plus enveloppantes possible de façon à obtenir un maximum de contact.

DESCRIPTION DE LA TECHNIQUE

La technique se déroule en deux phases, une phase de pression et une phase de glissement.

La phase de pression est importante dans la mesure où elle va déterminer jusqu'à quelle profondeur vous allez exercer le massage. Une fois cette pression choisie, conservez-la pendant toute la phase de glissement. Le glissement se fait quant à lui en choisissant une direction et en couvrant le maximum de surface avec vos mains.

CE QUE VOUS DEVEZ RESSENTIR

Votre main doit pouvoir glisser librement dans n'importe quelle direction. Repérez les zones de tension et attardez-vous dessus.

CE QUE DOIT RESSENTIR LA PERSONNE MASSÉE

Plus la manœuvre est enveloppante, mieux elle est perçue. C'est une manœuvre agréable et qui détend, votre partenaire doit se laisser aller.

PRESSION EXERCÉE

Plus importante que dans les effleurages ; vous pourrez dans cette manœuvre la faire varier à volonté.

AMPLITUDE La plus grande possible.

VITESSE Plutôt lente, elle peut varier pour augmenter certains effets.

ZONE OÙ L'ON PEUT UTILISER CETTE TECHNIQUE

Sur tout le corps.

QUAND RÉALISER CETTE MANŒUVRE

C'est une technique adaptable à n'importe quel type de massages. Faites varier les pressions pour en découvrir toute l'étendue.

CONSEIL

Soyez inventif (votre imagination va vous permettre de vous faire plaisir avec cette technique), alternez pression et direction.

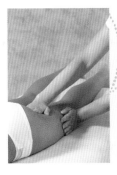 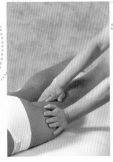

MODELAGE

NIVEAU Novice.

INTÉRÊT DE LA TECHNIQUE

C'est une technique cutanée visant à mobiliser et à améliorer la qualité de la peau. On va chercher ici à l'assouplir, à augmenter les échanges entre ses différentes couches.

POSITION DE LA MAIN

Tout doucement, prenez la peau en pince entre le pouce, l'index et le majeur.

DESCRIPTION DE LA TECHNIQUE

Attrapez la peau avec la pulpe des doigts, puis faites-la rouler entre vos doigts délicatement comme de la pâte à modeler. Changez ensuite la position de votre main de façon à parcourir toute la région que vous souhaitez masser.

CE QUE VOUS DEVEZ RESSENTIR

La peau doit se mobiliser sans contrainte et sans résistance. Si ce n'est pas le cas, diminuez votre pression de façon à réaliser la technique dans de bonnes conditions.

CE QUE DOIT RESSENTIR LA PERSONNE MASSÉE

C'est une manœuvre très agréable qui apporte détente et relaxation.

PRESSION EXERCÉE

La peau, surtout au niveau du visage, est un organe très fragile. Délicatesse et prudence sont donc de mise.

AMPLITUDE

Faible dans la mesure où la technique se fait avec le bout des doigts.

VITESSE

Elle est lente. Profitez-en pour bien vous concentrer sur le mouvement.

ZONE OÙ L'ON PEUT UTILISER CETTE TECHNIQUE

Une des zones de prédilection de cette technique est sans aucun doute le visage, pour la peau duquel elle est particulièrement bien adaptée.

QUAND RÉALISER CETTE MANŒUVRE

C'est une manœuvre intermédiaire non agressive, vous pouvez donc l'utiliser quand bon vous semble. Elle est évidemment indiquée dans le massage « bien-être ».

CONSEIL

Soyez doux.

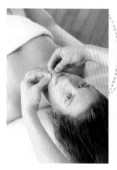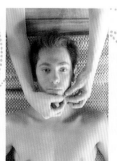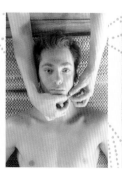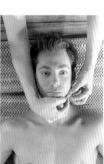

TAMPON-BUVARD

NIVEAU Novice.

INTÉRÊT DE LA TECHNIQUE

Elle va permettre d'agir sur les liquides de la zone que vous allez aborder. En les stimulant, elle augmente ainsi le drainage, la circulation et les échanges. Cette manœuvre est une technique dynamisante de tous les fluides.

POSITION DE LA MAIN

Au départ, la paume de votre main est en contact avec la peau de votre partenaire, vos doigts sont quant à eux tendus vers le ciel. Vous pouvez renforcer votre pression en superposant vos mains.

DESCRIPTION DE LA TECHNIQUE

Après avoir bien positionné votre main au départ, déployez vos doigts sur toute la surface de peau que vous voulez stimuler ; puis, à la manière des tampons-buvards que l'on utilisait pour sécher l'encre, décollez votre paume pour terminer la manœuvre sur le bout des doigts. Recommencez de façon à stimuler le plus de surface possible.

CE QUE VOUS DEVEZ RESSENTIR

C'est une manœuvre assez facile à utiliser. N'oubliez pas en la réalisant que vous travaillez sur des liquides, et que ce sont eux que vous allez mobiliser.

CE QUE DOIT RESSENTIR LA PERSONNE MASSÉE

Cette technique plutôt agréable est ressentie comme une manœuvre superficielle.

PRESSION EXERCÉE

Elle est moyenne mais constante pendant toute la technique.

AMPLITUDE

Elle correspond à toute la longueur de la main.

VITESSE Lente pour conserver une pression équilibrée.

La manœuvre de reptation est une variante de cette technique : plus rapide mais moins appuyée, elle permet d'aborder la zone massée de façon plus globale.

ZONE OÙ L'ON PEUT UTILISER CETTE TECHNIQUE

Sur l'ensemble du corps, mais elle est très intéressante sur les zones où les échanges liquidiens sont importants, comme le ventre ou les cuisses.

QUAND RÉALISER CETTE MANŒUVRE

C'est une manœuvre intermédiaire facile à placer dans votre pratique. Elle est particulièrement adaptée dans les massages circulatoires.

CONSEIL

Essayez de maintenir la même pression pendant toute la technique.

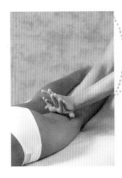 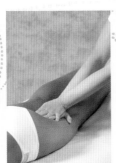 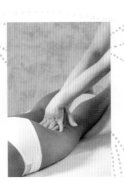

PIANOTAGE

NIVEAU Novice.

INTÉRÊT DE LA TECHNIQUE

Un peu de musique avec cette manœuvre cutanée, empruntée au piano. En plus d'être ludique, elle a une action stimulante sur la microcirculation cutanée.

POSITION DE LA MAIN

Seul le bout de vos doigts va agir : main bien relâchée, préparez-vous à jouer votre partition.

DESCRIPTION DE LA TECHNIQUE

Vos doigts survolent la zone que vous voulez masser ; puis, à la manière d'un pianiste, laissez tomber vos doigts l'un après l'autre en tapotant la peau de votre partenaire.

CE QUE VOUS DEVEZ RESSENTIR

Vos doigts rebondissent rapidement sur la peau de votre partenaire sans être ni pesants ni écrasants.

CE QUE DOIT RESSENTIR LA PERSONNE MASSÉE

Il s'agit presque d'une caresse, tellement la manœuvre est délicate et bienveillante.

PRESSION EXERCÉE

Elle est très faible, presque semblable à l'effleurage.

AMPLITUDE

Restez bien en contact avec la peau, ne cherchez pas à faire de grands mouvements.

VITESSE

Très rapide pour éviter un contact trop marqué.

ZONE OÙ L'ON PEUT UTILISER CETTE TECHNIQUE

Partout, mais elle permet d'aborder des zones sensibles comme le ventre ou le visage par exemple.

QUAND RÉALISER CETTE MANŒUVRE

C'est une excellente manœuvre d'approche non traumatisante pour des endroits délicats.

CONSEIL

Aucune technique de massage n'est négligeable. La qualité du massage est souvent liée à l'alternance des techniques et à l'imagination.

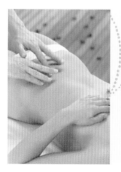
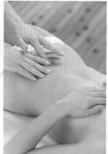
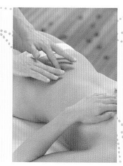
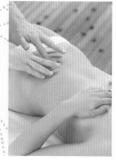

PRESSION AU POUCE

NIVEAU Novice, mais demande de bonnes connaissances théoriques en réflexologie.

INTÉRÊT DE LA TECHNIQUE

C'est une technique réflexe, c'est-à-dire que son action va au-delà de la simple pression cutanée. Chaque zone cutanée correspond à une fonction ou à un organe différent. Il existe des cartes très complètes de ces zones qui vous permettront de vous familiariser avec ce procédé. Pour résumer, il s'agit d'une technique d'équilibration des tensions.

POSITION DE LA MAIN

Il s'agit d'une technique « ponctiforme », c'est-à-dire très localisée, où l'on utilise la pulpe des pouces. Vous pouvez renforcer votre pression en superposant vos deux pouces.

DESCRIPTION DE LA TECHNIQUE

Placez votre pouce sur une zone de tension que vous aurez préalablement repérée ; puis exercez une pression pour rentrer au maximum dans l'intimité de cette tension. Attendez maintenant que la densité diminue sous vos doigts et, une fois l'élasticité de la zone retrouvée, relâchez votre pression.

CE QUE VOUS DEVEZ RESSENTIR

La zone où vous exercez votre pression est tout d'abord très dense, puis de petits mouvements semblent se produire entre votre pouce et la zone traitée. Maintenez la pression pendant cette période (de durée variable), progressivement la tension se dissipe. Une sensation de chaleur peut se produire sur la pulpe du pouce, elle indique le succès de la manœuvre.

CE QUE DOIT RESSENTIR LA PERSONNE MASSÉE

Le côté incisif et précis de la manœuvre peut être mal perçu, car très sensible. Rassurez votre partenaire en lui expliquant que la sensation va disparaître rapidement.

PRESSION EXERCÉE

Elle est importante mais maîtrisez-la de façon à ne pas figer la zone.

AMPLITUDE La plus grande possible.

VITESSE Elle est nulle. Sachez patienter jusqu'au relâchement total.

ZONE OÙ L'ON PEUT UTILISER CETTE TECHNIQUE

Sur toutes les zones de tension, autrement dit sur l'ensemble du corps sans restriction.

QUAND RÉALISER CETTE MANŒUVRE

Elle est utilisable dans tous les types de massages et peut représenter à elle seule un type de massage particulier basé uniquement sur le travail des zones de tension.

CONSEIL

Dans le *amma*, massage traditionnel japonais, on va de point en point en suivant un cheminement prédéfini sans se préoccuper des tensions, alors que dans la technique américaine du trigger point, on insiste jusqu'à obtenir un relâchement de la tension. C'est la grande différence entre une approche globale et une approche segmentée.

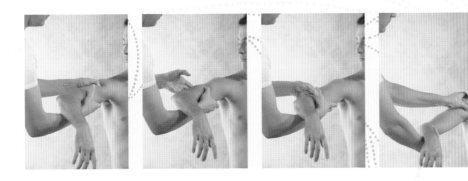

TRAITS TIRES

NIVEAU Novice.

INTÉRÊT DE LA TECHNIQUE

C'est une technique réflexe, mais contrairement à la pression au pouce, l'effet recherché est plus local que global. Les traits tirés ont une action décongestionnante, c'est-à-dire qu'ils améliorent la circulation de la zone ciblée de façon à la désencombrer.

POSITION DE LA MAIN

C'est une technique où l'on utilise spécifiquement le pouce, ongle en contact avec la peau.

DESCRIPTION DE LA TECHNIQUE

Appuyez profondément avec la pulpe de votre pouce sur la zone que vous souhaitez masser. Choisissez une direction puis suivez-la comme si vous vouliez tracer un trait sur la peau de votre partenaire. Une marque rouge apparaît, signant la réussite de la manœuvre.

CE QUE VOUS DEVEZ RESSENTIR

C'est une manœuvre profonde mais non traumatisante. La pression doit être constante tout au long de la manipulation.

CE QUE DOIT RESSENTIR LA PERSONNE MASSÉE

Ce n'est pas une technique agréable, une sensation de légère brûlure peut être ressentie.

PRESSION EXERCÉE

Elle est importante.

AMPLITUDE

Moyenne.

VITESSE

Faible, afin de maintenir la pression.

ZONE OÙ L'ON PEUT UTILISER CETTE TECHNIQUE

Partout sauf sur le visage qui est une zone trop fragile. Elle est très efficace sur le bord de certaines zones osseuses.

QUAND RÉALISER CETTE MANŒUVRE

Lorsque vous constatez une zone où la circulation locale est de mauvaise qualité, vous pouvez utiliser cette technique.

CONSEIL

Attention, pression n'est pas synonyme de douleur.

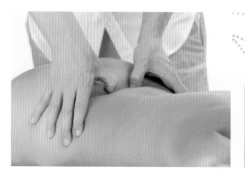
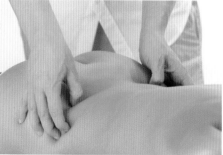

PINCEMENT

NIVEAU
Novice. Techniquement facile, elle nécessite de bonnes connaissances anatomiques.

INTÉRÊT DE LA TECHNIQUE
C'est une technique réflexe qui a pour but de stimuler certains organes.

POSITION DE LA MAIN
C'est bien entendu le bout des doigts qui réalise toute la manœuvre.

DESCRIPTION DE LA TECHNIQUE
Allez ! Pour une fois, vous avez le droit de retomber en enfance ; c'est comme le vélo, ça ne s'oublie pas. Prenez soin de prendre un pli de peau important pour éviter de faire mal. N'insistez pas trop non plus sur la torsion.

CE QUE VOUS DEVEZ RESSENTIR
Tout dépend du rapport que vous avez avec votre partenaire, cela peut aller de la joie à la peine.

CE QUE DOIT RESSENTIR LA PERSONNE MASSÉE
Ça va lui revenir. Plaisanterie mise à part, la technique ne doit pas être douloureuse.

PRESSION EXERCÉE
Comme dans un pincement.

AMPLITUDE Le mouvement est sec et court.

VITESSE Moyenne.

ZONE OÙ L'ON PEUT UTILISER CETTE TECHNIQUE
Toutes les zones sont concernées mais la plus appropriée est le ventre où de nombreux centres réflexes sont présents.

QUAND RÉALISER CETTE MANŒUVRE
Elle peut être intégrée facilement dans le massage du ventre mais trouve aussi sa place dans un massage stimulant ou circulatoire.

CONSEIL
Ce n'est pas le moment de vous venger !

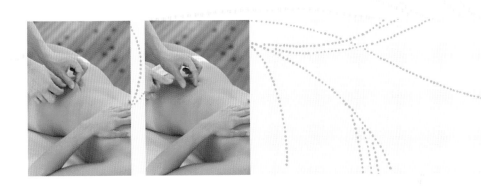

PONCAGE

NIVEAU Intermédiaire.

INTÉRÊT DE LA TECHNIQUE

Laissez votre vieille ponceuse au placard, vous avez mieux entre les mains.

Cette technique puissante de « bricolage » s'adresse plus particulièrement aux tensions musculaires profondes et à des zones denses et tendues. En les dynamisant, elle permet de leur rendre élasticité et souplesse.

POSITION DE LA MAIN

Le bout des doigts tendus va pointer la région que vous désirez masser. Plusieurs solutions s'offrent à vous : soit placer vos mains côte à côte, soit renforcer votre pression en superposant vos mains l'une sur l'autre.

DESCRIPTION DE LA TECHNIQUE

Après avoir positionné vos mains, prenez un contact ferme sur la zone que vous désirez poncer ; puis faites des petits mouvements circulaires comme pour pénétrer plus profondément la structure ; continuez jusqu'à sentir un relâchement de la texture des tissus qui se trouvent sous les doigts.

CE QUE VOUS DEVEZ RESSENTIR

Tout d'abord une résistance sur le bout des doigts, puis un relâchement progressif, comme si la tension se dissipait et s'évacuait.

CE QUE DOIT RESSENTIR LA PERSONNE MASSÉE

Une réaction douloureuse peut être la première sensation ressentie, surtout si la pression est un peu forte. Dans un deuxième temps, une impression de soulagement se fait sentir, rendant la pression presque agréable.

PRESSION EXERCÉE

Elle est réelle, mais attention à ne pas faire mal. La douleur a tendance à figer les tissus, rendant par la suite toute manœuvre inefficace.

AMPLITUDE Elle est faible. Concentrez votre énergie précisément sur la résistance.

VITESSE Elle est modérée mais pas nulle pour permettre l'évacuation des tensions.

ZONE OÙ L'ON PEUT UTILISER CETTE TECHNIQUE

Partout sans restriction. Sachez juste adapter votre pression à la zone.

QUAND RÉALISER CETTE MANŒUVRE

« Densité », voilà la sensation qui doit vous faire penser que cette technique est adaptée. Cette manœuvre peut donc suivre logiquement une technique de palpation.

CONSEIL

Observez bien votre partenaire. Parfois, il n'ose pas exprimer ses sensations verbalement, mais ses mimiques ne mentent pas.

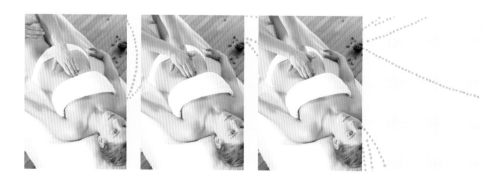

TRACTION

NIVEAU Intermédiaire.

INTÉRÊT DE LA TECHNIQUE

Cette technique globale a son intérêt pour relâcher une articulation. Par son action sur un ensemble de muscles, elle permet de redonner de la mobilité à une zone un peu raide.

POSITION DE LA MAIN

Elle change en fonction de la taille de l'articulation traitée. Pour un doigt par exemple, nous utiliserons le bout des doigts, alors que pour le cou, ce sera un appui large et puissant de la main.

DESCRIPTION DE LA TECHNIQUE

Repérez la zone que vous voulez tracter, elle doit être moins souple, moins élastique que ce que vous espériez trouver. Avec vos deux mains, prenez un appui bien ferme de part et d'autre de l'articulation que vous souhaitez mobiliser ; puis, progressivement, éloignez-les l'une de l'autre pour obtenir une mise en tension maximale ; maintenez la tension jusqu'à sentir la résistance diminuer entre vos mains.

CE QUE VOUS DEVEZ RESSENTIR

La traction que vous exercez est suffisamment puissante pour que vous la ressentiez jusque dans vos avant-bras. Maintenez-la jusqu'à obtenir une sensation d'équilibre et de relâchement. N'agressez surtout pas votre partenaire avec une manœuvre trop virile, la réaction de défense serait alors disproportionnée, rendant la technique impossible.

CE QUE DOIT RESSENTIR LA PERSONNE MASSÉE

Elle va exercer dans un premier temps une résistance forte, qui progressivement va diminuer jusqu'à céder complètement. Elle devra vous aider en respirant doucement et régulièrement.

PRESSION EXERCÉE

Elle est importante dans la mesure où vous allez rencontrer une forte résistance.

AMPLITUDE Elle est faible. Raisonnez surtout en termes de relâchement.

VITESSE La mise en tension est lente et progressive pour ne pas surprendre votre partenaire.

ZONE OÙ L'ON PEUT UTILISER CETTE TECHNIQUE

Toutes les articulations sont susceptibles d'être tractées, de la plus petite à la plus grande.

QUAND RÉALISER CETTE MANŒUVRE

On peut l'utiliser lorsque l'on sent que la mobilité de l'articulation n'est pas totale. Prenez soin de bien préparer la zone sur laquelle vous allez intervenir.

CONSEIL

Vous devez raisonner de façon globale quand vous pratiquez cette technique, c'est toute la zone qui est concernée.

NOTION DE DÉCOAPTATION

Une traction importante peut aboutir à une décoaptation, c'est-à-dire la restauration de l'espace entre deux articulations, permettant ainsi des mouvements plus importants.

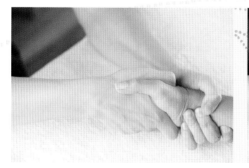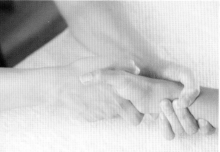

PETRISSAGE

NIVEAU Intermédiaire.

INTÉRÊT DE LA TECHNIQUE

Voilà un terme emprunté au monde de la boulangerie et ce n'est pas un hasard. En effet, la peau se travaille comme un pain se pétrit.

Il s'agit donc d'une technique cutanée visant à redonner de la souplesse au tissu.

POSITION DE LA MAIN

La paume de votre main doit être le plus en contact possible avec la peau de votre partenaire ; c'est le bout des doigts qui va réaliser le mouvement.

DESCRIPTION DE LA TECHNIQUE

Exactement comme si vous vouliez malaxer une pâte : ouvrez et fermez alternativement vos doigts en gardant bien la paume de votre main au contact de la peau ; décalez progressivement vos mains de façon à couvrir la plus grande surface possible.

CE QUE VOUS DEVEZ RESSENTIR

La peau remplit complètement votre main, se laisse progressivement travailler et va devenir plus souple, moins dense, plus chaude.

CE QUE DOIT RESSENTIR LA PERSONNE MASSÉE

Même si l'abord est un peu rude, c'est une technique agréable dans la mesure où la peau va se détendre, se relâcher sous l'influence d'une main bienveillante.

PRESSION EXERCÉE

C'est une manœuvre puissante, la pression exercée est donc importante sans pour autant être agressive.

AMPLITUDE Cherchez, malgré le mouvement réduit, à gagner de l'amplitude. Ce gain est le signe de l'efficacité de la technique.

VITESSE

La vitesse est lente. Prenez votre temps.

ZONE OÙ L'ON PEUT UTILISER CETTE TECHNIQUE

Sur toutes les parties du corps.

QUAND RÉALISER CETTE MANŒUVRE

Quel que soit le type de massage que vous envisagez, le pétrissage est une manœuvre de choix. Intégrez-la systématiquement.

CONSEIL

Vous voilà artisan du massage : de la qualité de votre technique dépendra l'efficacité de votre massage.

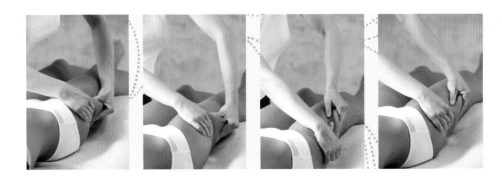

PERCUSSIONS

NIVEAU Intermédiaire.

INTÉRÊT DE LA TECHNIQUE

Les percussions sont des techniques spectaculaires, elles sont d'ailleurs souvent représentées au cinéma. Mais leurs effets stimulants et dynamisants n'en sont pas moins intéressants.

POSITION DE LA MAIN

Il existe plusieurs façons de positionner sa main pour réaliser cette technique. En voici trois parmi les plus utilisées :

– technique de la main ouverte : fermez légèrement la main de façon à former une conque ;
– technique du coquillage : superposez vos deux mains, en prenant soin de laisser un espace vide entre elles ;
– technique du poing fermé : fermez votre main en maintenant votre pouce à l'extérieur.

DESCRIPTION DE LA TECHNIQUE

Choisissez une des trois positions de mains proposées. Percutez fermement la peau de votre partenaire en relâchant bien vos doigts. Renouvelez l'opération en rythme en changeant systématiquement vos mains de place. Si la percussion est bien faite, un petit bruit mat et court se fait entendre.

CE QUE VOUS DEVEZ RESSENTIR

Après le contact de la percussion, la main doit rebondir comme sur un tambour.

CE QUE DOIT RESSENTIR LA PERSONNE MASSÉE

La sensation d'être un instrument de musique laisse progressivement la place à un sentiment de relâchement, suivi d'un effet dynamisant très agréable. À aucun moment, la personne massée ne devra ressentir de douleur, car cette technique n'est pas traumatisante.

PRESSION EXERCÉE

Elle est moyenne dans la mesure où l'on ne cherche pas à taper mais à rebondir sur la peau.

AMPLITUDE Faible, de façon à obtenir le maximum de précision.

VITESSE Les mains alternent très rapidement.

ZONE OÙ L'ON PEUT UTILISER CETTE TECHNIQUE

Les zones les plus concernées sont le dos et la partie postérieure des cuisses, mais vous pouvez essayer sur des zones plus inattendues comme la tête par exemple.

QUAND RÉALISER CETTE MANŒUVRE

Cette technique est adaptée pour la détente. La relaxation est aussi très dynamisante et permet de faire circuler l'énergie.

CONSEIL

Il est possible que des petites rougeurs apparaissent à l'endroit de la percussion, c'est une réaction normale qui prouve que la manœuvre a bien été perçue par le corps.

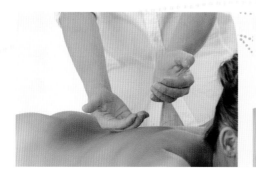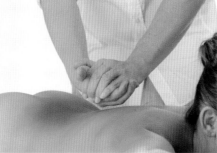

PEIGNAGE

NIVEAU Intermédiaire.

INTÉRÊT DE LA TECHNIQUE

Imaginez que vous allez pouvoir lisser les muscles, de la même façon que vous lissez vos cheveux. C'est l'idée générale de cette technique de détente musculaire qui, bien appliquée, permet un relâchement important de zones parfois difficiles d'accès.

POSITION DE LA MAIN

Votre main est à plat, les doigts écartés et légèrement fléchis comme si vous vouliez vous passer la main dans les cheveux.

DESCRIPTION DE LA TECHNIQUE

Placez votre main sur la zone que vous voulez masser ; puis fermement, faites-la glisser en gardant bien vos doigts au contact de la peau ; allez jusqu'au bout du mouvement ; puis revenez à votre point de départ en relâchant la pression ; décalez votre main pour réaliser la technique de façon à couvrir toute la région que vous désirez stimuler.

CE QUE VOUS DEVEZ RESSENTIR

La pression exercée doit être suffisamment importante pour que vous ressentiez une tension jusqu'au bout de vos doigts.

CE QUE DOIT RESSENTIR LA PERSONNE MASSÉE

C'est une manœuvre profonde, les doigts pénètrent profondément dans la peau. Mais elle doit rester agréable et non douloureuse.

PRESSION EXERCÉE

Elle est importante car les doigts sont puissants et fermes.

AMPLITUDE Pour que la technique soit efficace, il faut l'exercer sur une grande zone de façon à équilibrer la pression de votre main.

VITESSE Lente. Profitez-en pour percevoir ce qui se passe sous vos doigts.

ZONE OÙ L'ON PEUT UTILISER CETTE TECHNIQUE

Bien sûr, le dos et le cuir chevelu sont des endroits où cette technique fait merveille ; mais une des zones les plus intéressantes à aborder est certainement l'espace situé entre les côtes, espace difficile d'accès mais où vos doigts vont trouver un positionnement naturel et efficace.

QUAND RÉALISER CETTE MANŒUVRE

Lorsque vous abordez des parties un peu plus osseuses, elle est une bonne solution pour conserver le contact avec votre partenaire. S'agissant d'une manœuvre de détente musculaire, elle est particulièrement adaptée dans le massage de relaxation.

CONSEIL

Votre main peut être interpellée par des variations de densité, il s'agit en général de zones sous tension. Sachez en tenir compte.

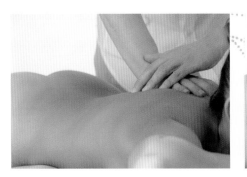
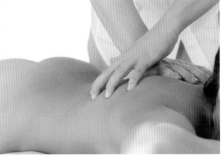

FRICTION

NIVEAU Intermédiaire.

INTÉRÊT DE LA TECHNIQUE

« Frictionner », voilà un terme qui doit vous faire penser au massage du cuir chevelu chez le coiffeur ou bien encore aux frottements énergiques que l'on utilise pour se réchauffer pendant les périodes de grand froid. L'idée générale est de mobiliser la peau par rapport aux couches profondes, ce qui a pour effet de rendre la peau plus souple, mais aussi de provoquer un échauffement cutané très agréable.

POSITION DE LA MAIN

Cette technique peut se faire indifféremment avec le bout des doigts ou avec la paume des mains, tout dépend de la surface sur laquelle vous travaillez.

DESCRIPTION DE LA TECHNIQUE

Le but de la friction est de faire bouger la peau par rapport au plan qui est en dessous. En fait, ce ne sont pas les doigts qui bougent, mais bien l'ensemble de la peau par rapport aux couches inférieures.

Plusieurs mouvements sont possibles : les frictions peuvent être circulaires, transversales, longitudinales. Tout est possible en fonction de la partie massée et de ce que vous ressentez.

CE QUE VOUS DEVEZ RESSENTIR

Il faut raisonner d'une façon globale, c'est l'ensemble de la peau que vous devez mobiliser sous les doigts. Très rapidement, vous sentirez un échauffement suivi d'un très net assouplissement de la zone massée.

CE QUE DOIT RESSENTIR LA PERSONNE MASSÉE

Cette manœuvre, pourtant énergique, est très agréable sur l'ensemble du corps. Elle semble revigorante et bienfaitrice.

PRESSION EXERCÉE

Elle est suffisante pour que vos doigts ne glissent pas sur la peau.

AMPLITUDE L'amplitude est logiquement faible car la technique est ciblée.

VITESSE « Vigoureuse », voilà le terme le plus approprié pour décrire la vitesse que vous devez adopter.

ZONE OÙ L'ON PEUT UTILISER CETTE TECHNIQUE

Sur tout le corps sauf le visage

QUAND RÉALISER CETTE MANŒUVRE

C'est une manœuvre que vous pouvez facilement intégrer dans tous types de massage, mais n'oubliez quand même pas son côté dynamisant.

CONSEIL

Entraînez-vous sur vous. Votre main, par exemple, est un bon champ d'expérimentation pour cette technique.

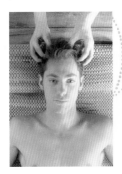 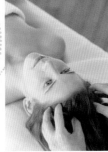

ETIREMENTS

NIVEAU Intermédiaire.

INTÉRÊT DE LA TECHNIQUE

C'est une technique musculaire qui vise à redonner de l'élasticité à la zone sollicitée. Elle se pratique sur l'ensemble des muscles du corps en fonction de leur direction et de leur rôle respectifs.

POSITION DE LA MAIN

Vos mains vont prendre un appui ferme et large sur la zone que vous souhaitez étirer. Utilisez la plus grande surface de main possible de façon à ne pas être agressif.

DESCRIPTION DE LA TECHNIQUE

Repérez dans un premier temps le muscle qui vous intéresse. Une fois que vous aurez compris sa direction et localisé ses insertions, placez vos deux mains sur les points d'appui osseux qui correspondent approximativement à l'endroit où s'attache ce muscle. Écartez maintenant tout doucement vos mains l'une de l'autre comme pour allonger le muscle et lui redonner toute sa souplesse. Attendez jusqu'à sentir le relâchement de la résistance.

CE QUE VOUS DEVEZ RESSENTIR

Au départ une tension importante entre vos mains comme un élastique qui refuse de se laisser étirer, puis progressivement la raideur semble devenir moins importante jusqu'à une sensation de liberté retrouvée entre vos mains.

CE QUE DOIT RESSENTIR LA PERSONNE MASSÉE

Si la zone est bien choisie, votre partenaire aura le sentiment que l'on est en train d'agir sur une zone clé. Malgré la sensation désagréable des premiers moments, le relâchement musculaire qui suit procure un bien-être très profitable.

PRESSION EXERCÉE

Elle est moyenne dans la mesure où l'on doit juste obtenir la mise en tension musculaire entre les deux mains.

AMPLITUDE Faible et sans à-coup. En effet, ne cherchez pas à étirer le muscle avec de petits mouvements saccadés, vous risqueriez de le maltraiter et d'obtenir une réaction de douleur et de crispation.

VITESSE Très faible

ZONE OÙ L'ON PEUT UTILISER CETTE TECHNIQUE

Toutes les zones où l'on sent que la tension musculaire peut s'opposer à la mobilité de l'articulation.

QUAND RÉALISER CETTE MANŒUVRE

C'est une technique que vous pouvez intégrer à tout moment dans votre massage, à condition d'avoir bien préparé la zone et d'être sûr de son utilité.

CONSEIL

Ne forcez pas, car vos mains, bien positionnées, sont efficaces sans fermeté excessive.

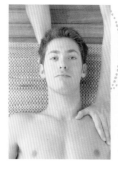 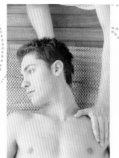 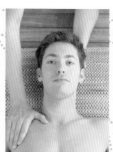 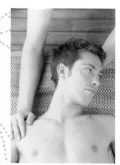

BALLOTTEMENT

NIVEAU Intermédiaire.

INTÉRÊT DE LA TECHNIQUE

Le ballottement est une technique de récupération et d'échauffement musculaire. Elle est généralement utilisée sur des muscles sollicités lors d'efforts répétés, tels que dans la marche ou les sports d'endurance. Mais elle peut être utilisée dans les échauffements pour préparer le muscle à l'effort.

POSITION DE LA MAIN

Alternez vos mains en attrapant le maximum de masse musculaire.

DESCRIPTION DE LA TECHNIQUE

Attrapez le muscle à pleines mains, puis tirez-le vers vous comme si vous vouliez le décoller de ses attaches. En fin de mouvement, quand vous arrivez au maximum de la traction, relâchez-le brusquement ; votre autre main prend alors rapidement le relais pour répéter le mouvement initial.

CE QUE VOUS DEVEZ RESSENTIR

Votre pression doit être suffisamment forte pour soulever le muscle, vous devez alors ressentir sa tension et sa résistance. En répétant le mouvement plusieurs fois, celles-ci diminuent sensiblement, le muscle devient plus souple et plus malléable.

CE QUE DOIT RESSENTIR LA PERSONNE MASSÉE

C'est une manœuvre un peu surprenante au début ; ensuite le muscle se décontracte et finit par flotter entre les mains du masseur.

PRESSION EXERCÉE

Elle est ferme mais attention de ne pas pincer la peau.

AMPLITUDE La technique est réalisée sur une petite surface.

VITESSE Rapide dans la mesure où les mains alternent très rapidement.

ZONE OÙ L'ON PEUT UTILISER CETTE TECHNIQUE

Cette technique est plutôt adaptée à des muscles longs comme le triceps de la jambe (le mollet) et du bras (à l'arrière de celui-ci).

QUAND RÉALISER CETTE MANŒUVRE

Cette technique assez ludique est en général bien appréciée par votre partenaire. Mais son côté tonique la réserve à un massage de récupération, ou bien dynamisant.

CONSEIL

Évitez d'utiliser cette technique dans les massages de détente ou de relaxation. C'est par contre une technique de choix pour les sportifs.

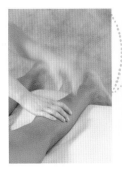 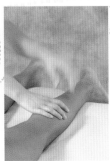 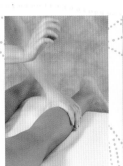 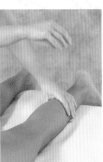

PALPATION

NIVEAU Expérimenté car elle demande beaucoup de pratique.

INTÉRÊT DE LA TECHNIQUE

Cette technique de base va vous permettre de percevoir ce qui se trouve sous vos mains. S'agit-il d'un muscle ? d'un os ? d'un organe ? La tension est-elle normale ou trop importante ? Voilà les questions qui doivent vous venir à l'esprit à chaque fois que vous utilisez cette technique. Les réponses que vous obtiendrez vous permettront d'adapter votre massage.

POSITION DE LA MAIN

Vous utiliserez plutôt la pulpe de vos doigts. Ce sont eux qui vous fourniront le plus d'informations.

DESCRIPTION DE LA TECHNIQUE

Appuyez progressivement la pulpe de vos doigts dans la zone que vous souhaitez palper jusqu'à rencontrer une résistance ; essayez de déterminer s'il s'agit d'une tension habituelle ou pas ; puis renouvelez la manœuvre en changeant de zone jusqu'à couvrir toute la région que vous souhaitez tester.

CE QUE VOUS DEVEZ RESSENTIR

S'il n'existe pas de problème particulier, votre main ne vous renverra rien de spécial. En revanche, en cas de problème, une sensation de résistance se fera sentir. Si vous avez le moindre doute quant à la nature de ce que vous avez trouvé, abstenez-vous.

CE QUE DOIT RESSENTIR LA PERSONNE MASSÉE

Cela peut aller de la simple sensation de pression à la douleur. Votre partenaire ne doit pas hésiter à communiquer ses sensations, elles vous seront précieuses.

PRESSION EXERCÉE

Bien qu'elle soit indiquée comme forte, elle est en fait variable en fonction de la zone palpée et de l'intention du masseur. Elle peut aller de faible à forte car certaines structures sont très profondes et difficiles à aborder.

AMPLITUDE Faible dans la mesure où votre main doit se focaliser sur une zone bien précise.

VITESSE Faible, elle aussi, car la concentration doit être totale.

ZONE OÙ L'ON PEUT UTILISER CETTE TECHNIQUE

Toutes les zones peuvent être palpées, mais une bonne connaissance anatomique est nécessaire pour en tirer des conclusions.

QUAND RÉALISER CETTE MANŒUVRE

À chaque fois que vous abordez une nouvelle zone, vous pouvez pratiquer cette manœuvre. Emmagasinez les sensations, elles deviendront votre expérience.

CONSEIL

N'allez pas à la recherche des structures. Contentez-vous de les percevoir. C'est là, comme pour l'« écoute », toute la difficulté de cette technique.

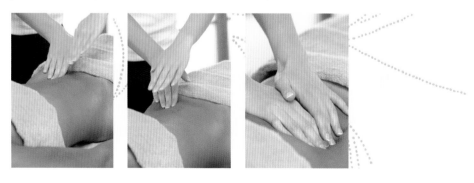

TORSION

NIVEAU Expérimenté.

INTÉRÊT DE LA TECHNIQUE

C'est une technique musculaire particulièrement adaptée aux sportifs. Cette manœuvre permet de redonner souplesse et mobilité au muscle visé.

POSITION DE LA MAIN

La main étalée largement empaume la totalité du muscle, la prise à pleines mains est indispensable pour réaliser cette technique virile.

DESCRIPTION DE LA TECHNIQUE

Cette technique se déroule en plusieurs étapes. Tout d'abord, saisissez votre muscle à pleines mains de façon à avoir le maximum de masse musculaire entre votre paume et vos doigts. Puis décollez le muscle en le tractant vers vous comme pour le désolidariser du reste du corps. Faites maintenant un mouvement de torsion, c'est-à-dire que vous allez avancer une de vos mains, pendant que l'autre va reculer : vous obtiendrez ainsi un mouvement de « twist », terme anglo-saxon qui illustre parfaitement l'effet recherché.

CE QUE VOUS DEVEZ RESSENTIR

La difficulté de cette torsion réside principalement dans l'engagement du masseur : en effet, la plupart n'osent pas rentrer suffisamment dans le muscle, ce qui rend la technique inopérante et désagréable. Investissez-vous, prenez de la matière et mobilisez-la.

CE QUE DOIT RESSENTIR LA PERSONNE MASSÉE

Votre partenaire doit s'attendre à être secoué, c'est une manœuvre musclée dans tous les sens du terme. Néanmoins, si la technique est bien réalisée, la détente et le bien-être qu'elle procure valent la peine de se sentir malmené.

PRESSION EXERCÉE

Elle est importante, prenez le muscle à bras-le-corps, ne soyez pas timide.

AMPLITUDE Bougez le muscle dans tous les sens jusqu'à la limite de ses possibilités.

VITESSE La lenteur relative de cette technique doit vous permettre d'augmenter la pression et la précision de vos mains.

ZONE OÙ L'ON PEUT UTILISER CETTE TECHNIQUE Sur tous les corps charnus, c'est-à-dire les zones particulièrement musclées comme les cuisses par exemple.

QUAND RÉALISER CETTE MANŒUVRE

Bien sûr, cette manœuvre est très adaptée dans la récupération musculaire du sportif, mais vous pouvez essayer de l'utiliser dans d'autres types de massage où elle vous rendra de grands services.

CONSEIL

Pensez à bien utiliser l'ensemble de votre corps pour augmenter encore la puissance de votre action sur le muscle.

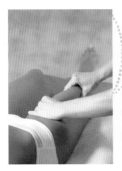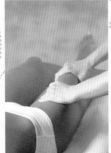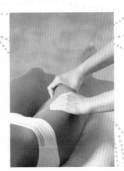

PALPER-ROULER

NIVEAU Expérimenté.

INTÉRÊT DE LA TECHNIQUE

Cette manœuvre cutanée est surtout utilisée dans un but esthétique. Elle permet de décoller la peau des autres tissus, restaurant la microcirculation et améliorant ainsi les échanges de cette zone. Adieu donc capitons, cellulite et autres rétentions, cauchemar des femmes et fortune des spécialistes.

POSITION DE LA MAIN

Attrapez un pli de peau assez important entre le bout de vos doigts et votre pouce. Maintenez fermement la pression pour que la peau ne glisse pas entre vos doigts.

DESCRIPTION DE LA TECHNIQUE

Comme son nom l'indique, il y a deux moments dans cette technique : celle du palper qui vise à attraper un pli de peau et celle du rouler qui tente de mobiliser la peau en la décollant des tissus sous-cutanés. Après avoir pris la peau entre vos doigts, faites-la rouler entre votre pouce, votre index et le majeur en choisissant une direction. Répétez l'opération en décalant progressivement votre main sur toute la zone que vous voulez masser.

La peau rougit légèrement, signe d'une réaction circulatoire.

CE QUE VOUS DEVEZ RESSENTIR

Au départ, la peau est dense, épaisse, difficile à mobiliser et semble totalement adhérente ; puis, à force de passage, elle devient plus malléable et paraît s'assouplir jusqu'à devenir élastique.

CE QUE DOIT RESSENTIR LA PERSONNE MASSÉE

C'est une technique un peu agressive qui peut être mal supportée, surtout si elle n'est pas bien pratiquée. Interrogez votre partenaire sur ce qu'il ressent.

PRESSION EXERCÉE

Elle est forcément importante, mais il ne s'agit pas ici de pincer la peau mais bien de la prendre fermement sans provoquer de réaction douloureuse.

AMPLITUDE Moyenne car il est difficile de réaliser cette technique sur une grande étendue.

VITESSE Elle est faible, car le geste technique de roulement demande patience et précision.

ZONE OÙ L'ON PEUT UTILISER CETTE TECHNIQUE

Les cuisses, les fesses, le ventre ou le dos, tous les endroits où la graisse peut s'accumuler.

QUAND RÉALISER CETTE MANŒUVRE

Elle trouve tout son intérêt dans un massage circulatoire ou à visée esthétique. N'oubliez pas que l'automassage est particulièrement efficace avec ce genre de technique.

CONSEIL

Le manque de mobilité de la peau révèle souvent une souffrance plus profonde.

Attention à la cellulite douloureuse. En effet, certaines femmes souffrent de ce phénomène extrêmement désagréable. Avant d'utiliser cette technique, essayez une manœuvre de percussion pour bien préparer la zone. Si la douleur persiste, n'insistez pas.

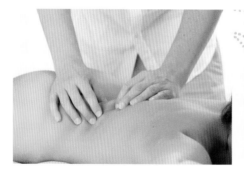 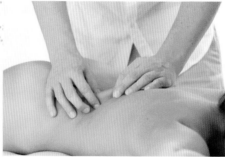

ECOUTE

NIVEAU Expérimenté.

INTÉRÊT DE LA TECHNIQUE

Paradoxalement, c'est une des manœuvres les plus difficiles à réaliser ; non pas que, techniquement, elle pose de véritable problème, mais en revanche elle demande une implication et une disponibilité psychologique totales de la part du masseur. Il s'agit ici de faire corps avec son partenaire, sans rien induire. En d'autres termes, il faut être à l'écoute. Cette écoute vous permettra d'obtenir des informations importantes sur l'état de tension générale de votre partenaire, mais c'est aussi une technique de détente et de relaxation.

POSITION DE LA MAIN

Les doigts sont tendus, la main est la plus relâchée possible.

DESCRIPTION DE LA TECHNIQUE

Placez votre main bien à plat sur la partie du corps que vous voulez « écouter ». N'appuyez pas, relâchez-vous au maximum, détendez-vous.

CE QUE VOUS DEVEZ RESSENTIR

Au départ, vous n'allez rien ressentir, puis progressivement un certain nombre d'informations vont vous parvenir : la respiration, le battement cardiaque, la chaleur de la peau, la tension musculaire… Contentez-vous de les « écouter », ne les interprétez pas, n'essayez pas de les influencer.

CE QUE DOIT RESSENTIR LA PERSONNE MASSÉE

C'est une manœuvre extrêmement relaxante ; très rapidement, votre partenaire va oublier vos mains pour se laisser aller à un état de détente proche de celui du sommeil.

PRESSION EXERCÉE

Elle est inexistante, la main est juste posée sans intention particulière.

AMPLITUDE Au bout d'un certain temps, il se peut que vous observiez des petits mouvements incontrôlés de votre main ; laissez-la faire.

VITESSE Elle n'a pas d'implication.

ZONE OÙ L'ON PEUT UTILISER CETTE TECHNIQUE

Sur les photos suivantes, nous vous montrons quelques positions particulièrement efficaces, mais en théorie vous pouvez utiliser cette technique sur n'importe quelle partie du corps.

QUAND RÉALISER CETTE MANŒUVRE

N'importe quand, mais gardez à l'esprit qu'il s'agit plutôt d'une technique de relâchement et de détente. Évitez donc de la pratiquer avant une activité sportive importante ou un travail nécessitant une certaine vigilance.

CONSEIL

À un autre niveau, cette technique est utilisée en ostéopathie. C'est une manœuvre puissante, ne la sous-estimez pas.

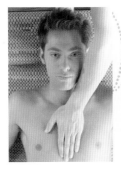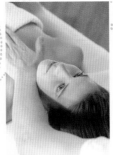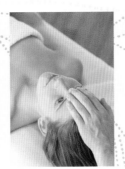

DÉCORDAGE

NIVEAU Expérimenté.

INTÉRÊT DE LA TECHNIQUE

Voilà un terme emprunté au monde de la musique ou plus exactement au monde des restaurateurs de pianos. En ce qui nous concerne, la « restauration » vise plutôt à redonner de la mobilité au tissu musculaire qui, par sa tension excessive, peut faire penser à une corde trop tendue.

POSITION DE LA MAIN

Attrapez le muscle entre la pulpe de vos doigts et les paumes de vos mains. Vos pouces sont alors en contact, ils réalisent un mouvement de levier, si particulier à cette technique.

DESCRIPTION DE LA TECHNIQUE

Attrapez à pleines mains le muscle que vous désirez mobiliser. Puis réalisez un mouvement de pliage par l'intermédiaire de vos pouces en rapprochant vos mains l'une de l'autre. Changez maintenant le sens de la manœuvre. Alternez ainsi le mouvement jusqu'à ressentir le relâchement musculaire.

CE QUE VOUS DEVEZ RESSENTIR

Si vous avez sous vos doigts la sensation de tenir une corde trop tendue, cette technique est indiquée.

CE QUE DOIT RESSENTIR LA PERSONNE MASSÉE

C'est une technique qui n'est pas très agréable au départ et qui peut même sembler agressive. Pourtant, après quelques manœuvres, l'adage « ça fait du bien là où ça fait mal » semble se vérifier et le relâchement est à la hauteur de l'inquiétude initiale.

PRESSION EXERCÉE

Elle est puissante, vos mains doivent bien empaumer le muscle sollicité.

AMPLITUDE Elle est faible ; concentrez-vous sur la qualité du mouvement plus que sur la quantité.

VITESSE La vitesse lente est de rigueur pour réaliser ce geste technique sereinement.

ZONE OÙ L'ON PEUT UTILISER CETTE TECHNIQUE

C'est une technique spécifiquement musculaire. Vous pouvez, suivant la morphologie de votre partenaire, l'utiliser sur tous les muscles longs (trapèze du cou, mollet, avant-bras...).

QUAND RÉALISER CETTE MANŒUVRE

Technique appréciée des sportifs, vous pourrez tout de même l'utiliser dans un massage de détente à condition de l'intégrer entre deux techniques douces.

CONSEIL

La main ne doit en aucun cas être agressive. Elle doit être puissante, soit, mais enveloppante et bienveillante.

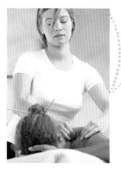
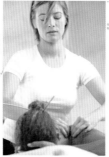
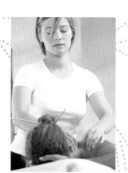

VIBRATION

NIVEAU Expérimenté.

INTÉRÊT DE LA TECHNIQUE

C'est une technique qui a pour but de dynamiser par son action drainante l'activité de certains organes comme le foie, les reins, le système digestif ou pulmonaire.

C'est une manœuvre de choix pour aborder certains organes, mais elle est techniquement difficile à réaliser.

POSITION DE LA MAIN

Votre main est posée bien à plat sur la structure que vous voulez aborder. Vous pouvez vous aider avec votre autre main, soit pour renforcer la première, soit pour prendre un contre-appui.

DESCRIPTION DE LA TECHNIQUE

Prenez un appui ferme et déterminé sur la zone que vous désirez stimuler.

La vibration vient de la mise en tension des muscles de vos avant-bras. Contractez-les au maximum, puis essayez de transmettre cette force à votre main afin de la faire vibrer. Transmettez maintenant cette vibration à votre partenaire de façon à agir efficacement sur l'organe ciblé.

CE QUE VOUS DEVEZ RESSENTIR

Au départ, la réalisation du mouvement sollicitera toute votre attention. Dans un deuxième temps, concentrez-vous sur votre partenaire de façon à le faire bénéficier de la puissance de cette technique.

CE QUE DOIT RESSENTIR LA PERSONNE MASSÉE

Elle pensait vibrer de plaisir, eh bien pas vraiment ! Voilà une technique bien surprenante mais en aucun cas désagréable.

PRESSION EXERCÉE

Elle est forte dans la mesure où la vibration demande un contact total de toute votre main.

AMPLITUDE La main est immobile et ne fait que vibrer.

VITESSE Très rapide, c'est une des clés de la réussite.

ZONE OÙ L'ON PEUT UTILISER CETTE TECHNIQUE

Sur l'ensemble du corps. Mais si vous voulez une action très précise, il vous faudra bien cibler la zone à traiter.

QUAND RÉALISER CETTE MANŒUVRE

Vous aurez du mal à intégrer cette manœuvre dans un massage relaxant. Mais dans un massage circulatoire ou dynamisant, elle trouvera sa place.

CONSEIL

C'est une manœuvre de choix, notamment pour dynamiser la respiration chez l'adulte et le nouveau-né.

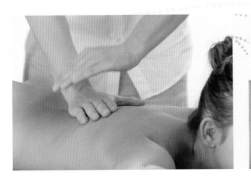
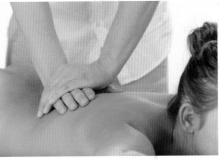

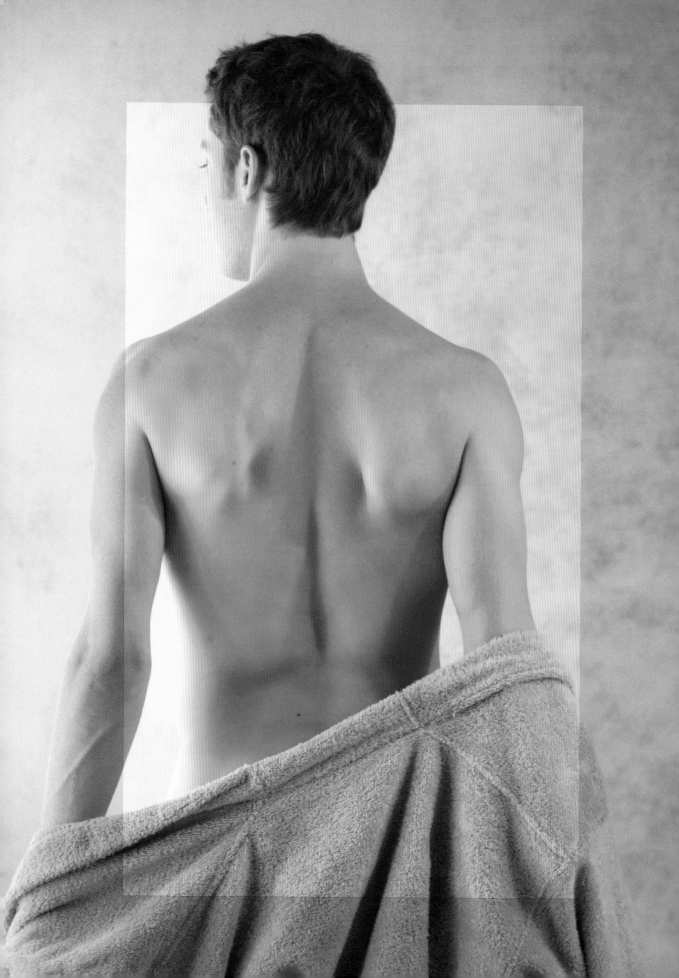

Massage des différentes parties du corps

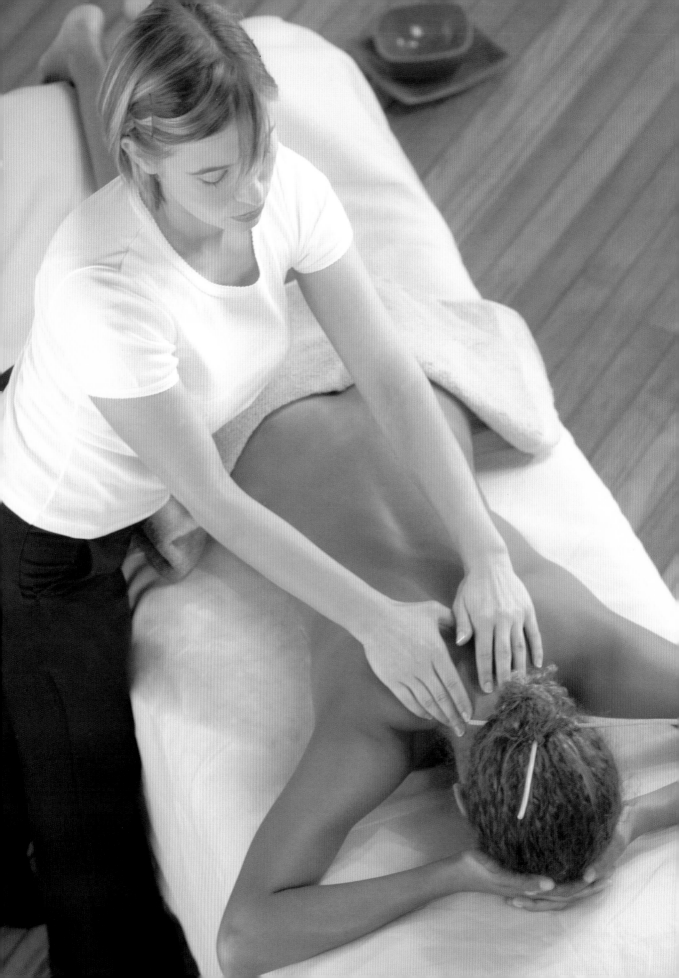

MASSAGE DU DOS

On distingue trois parties importantes dans le dos :
– la zone des cervicales, les sept vertèbres du cou. Cette zone très mobile, mais aussi fragile, est dite « susceptible » ;
– celle des dorsales, les douze vertèbres supportant les côtes. En rapport avec les poumons et le cœur, cette zone est liée aux tensions du travail et du stress ;
– celle des lombaires enfin, qui sont les cinq vertèbres en relation avec le ventre, le bassin et qui subissent les tensions venant des jambes.
Ainsi, les expressions en avoir « plein le dos », « avoir le dos en compote » prennent tout leur sens.

INTRODUCTION

Le dos représente le plus important champ d'investigation possible, étant donné sa grande surface. Toutes les techniques sont utilisables.
Zone de tension particulière, il faut lui accorder une place de choix dans le déroulement du massage.
Dans notre approche du massage, nous commençons par aborder le dos, mais rien ne vous empêche de terminer par lui. En revanche, évitez de trop changer la position de votre partenaire, chaque modification entraînant une coupure désagréable du processus de détente.

INSTALLATION

Plusieurs installations sont possibles.
Sur le ventre : on prendra soin de surélever les jambes, de décambrer les lombaires avec un coussin sous le ventre et de positionner la tête confortablement.
Assis : les bras reposeront sur une table haute tandis que la tête sera soutenue par un coussin.

PRÉCAUTION À PRENDRE

À part une fragilité particulière pouvant être liée à l'âge de votre partenaire, aucune précaution spéciale n'est à prendre.

LES MANŒUVRES SPÉCIFIQUES

TRAITS TIRÉS DU BASSIN

Intérêt de la technique

C'est une technique réflexe qui agit sur les différents organes en rapport avec la zone traitée, mise au point par Mme Dicke au début du xxᵉ siècle. Il s'agit d'un concept complet très élaboré que nous ne prétendons pas vous apprendre ici.

Les traits tirés du bassin ont un intérêt certain, notamment dans la décongestion du petit bassin ou les troubles digestifs.

Réalisation de la technique

Placez vos pouces de chaque côté de la colonne vertébrale le plus près possible du bassin. Glissez maintenant les pouces vers l'extérieur en maintenant une pression constante et suffisamment importante.

Réalisez la technique 3 fois, et constatez la rougeur provoquée par celle-ci, elle signe la réussite de la manœuvre.

Conseils du professionnel

Une sensation de coupure peut être ressentie : elle est normale et sans conséquence cutanée.

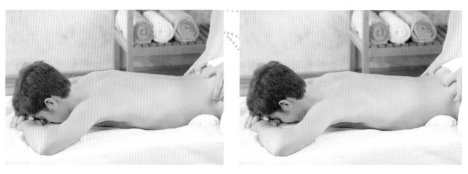

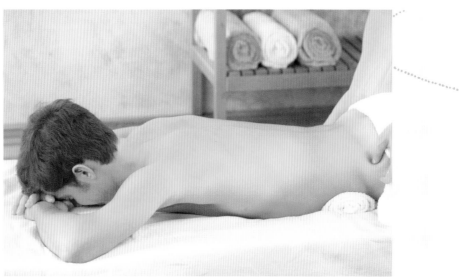

PONÇAGE DES FESSIERS

Intérêt de la technique

Les muscles fessiers et le bas du dos sont intimement liés d'un point de vue anatomique. On comprend dès lors qu'une tension du dos peut être en rapport avec celle des muscles fessiers.

Cette technique de relâchement musculaire permet de détendre les principaux muscles des fesses dont notamment le pyramidal, muscle clé de cette zone.

Réalisation de la technique

Superposez vos mains et prenez contact avec la fesse de votre sujet par l'intermédiaire de vos paumes. Enfoncez-les maintenant, en utilisant le poids de votre corps. Quand la tension paraît maximale, commencez un ponçage lent et rythmé.

La technique s'arrête lorsque le relâchement de la zone se fait sentir.

Conseils du professionnel

Ne soyez pas agressif, laissez la zone se « diluer » et s'équilibrer sous vos doigts.

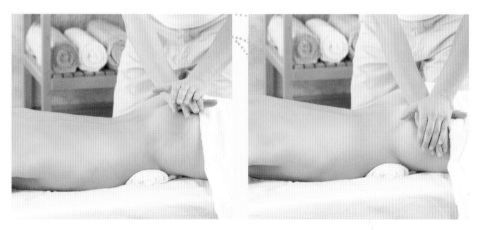

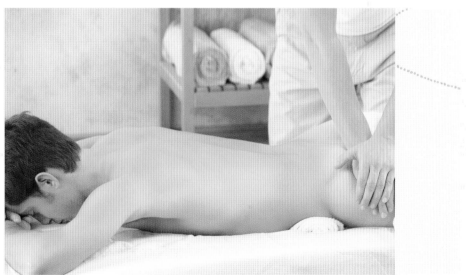

BALANCEMENT LOMBAIRE

Intérêt de la technique

Cette technique est intéressante à double titre : elle permet, d'une part, d'obtenir un relâchement du bas du dos mais aussi, avec l'habitude, de détecter d'éventuels tensions ou problèmes articulaires de cette zone.

Réalisation de la technique

Empaumez les lombaires avec vos deux mains perpendiculairement à la colonne. Exercez ensuite une pression alternée et rythmée de façon à balancer votre région lombaire de droite à gauche.

Renouvelez l'opération jusqu'au relâchement total de la zone.

Conseils du professionnel

C'est une technique agréable qui peut être utilisée en début de séance pour prendre contact avec la zone ou à la fin pour vérifier l'efficacité du massage.

Vous retrouverez d'autres manœuvres spécifiques dans les autres chapitres de ce livre (notamment « Massage pour les sportifs », p. 147, et « Automassage », p. 161).

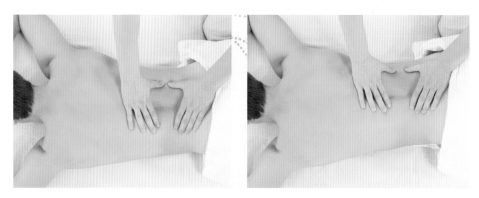

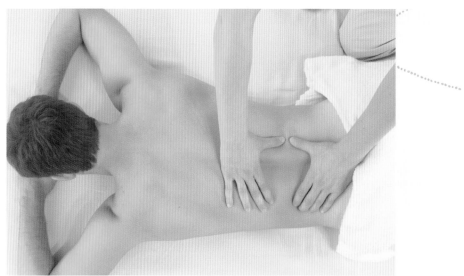

ENCHAÎNEMENT DES TECHNIQUES DE MASSAGE

Commencez par un effleurage, puis enchaînez les techniques de pressions glissées en alternant la position de vos mains, intégrez ensuite une technique de peignage, de pétrissage, de palper-rouler ou de décordage.
Rythmez votre massage, et investissez-vous en laissant libre cours à votre imagination.

Effleurages

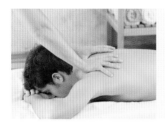 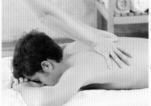 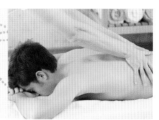

Pressions glissées

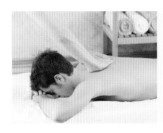 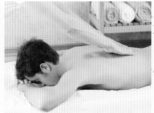 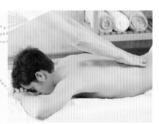

Pressions des avant-bras

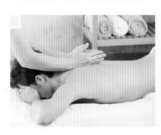 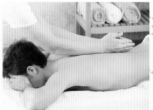 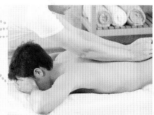

Pressions paumes croisées

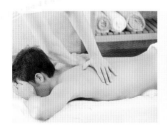 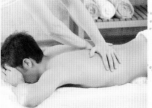 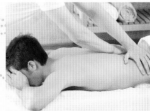

Pressions au pouce

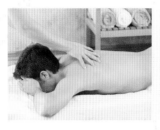 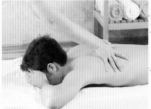 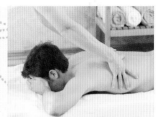

Pressions alternées

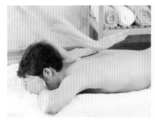 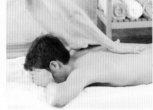 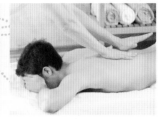

Peignage

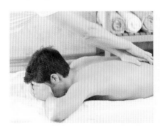 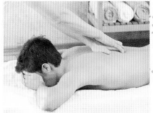 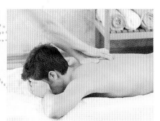

Relâchement des omoplates

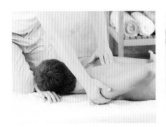 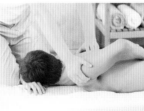

Pétrissage des flancs

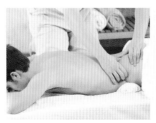 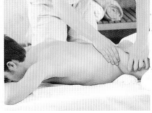 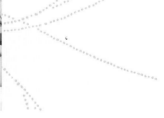

Étirement lombaire

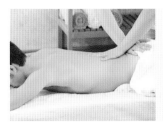
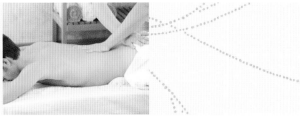

Palper-rouler

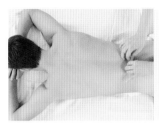
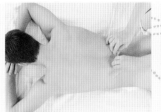
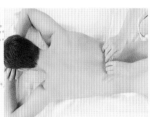

Pressions glissées deux doigts

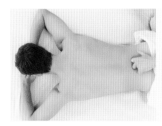
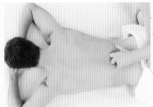
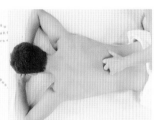

Pressions pouces croisés

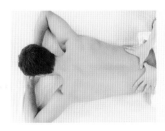
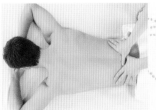
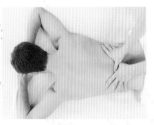

Décordage des trapèzes

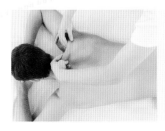
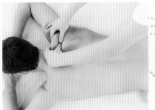
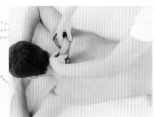

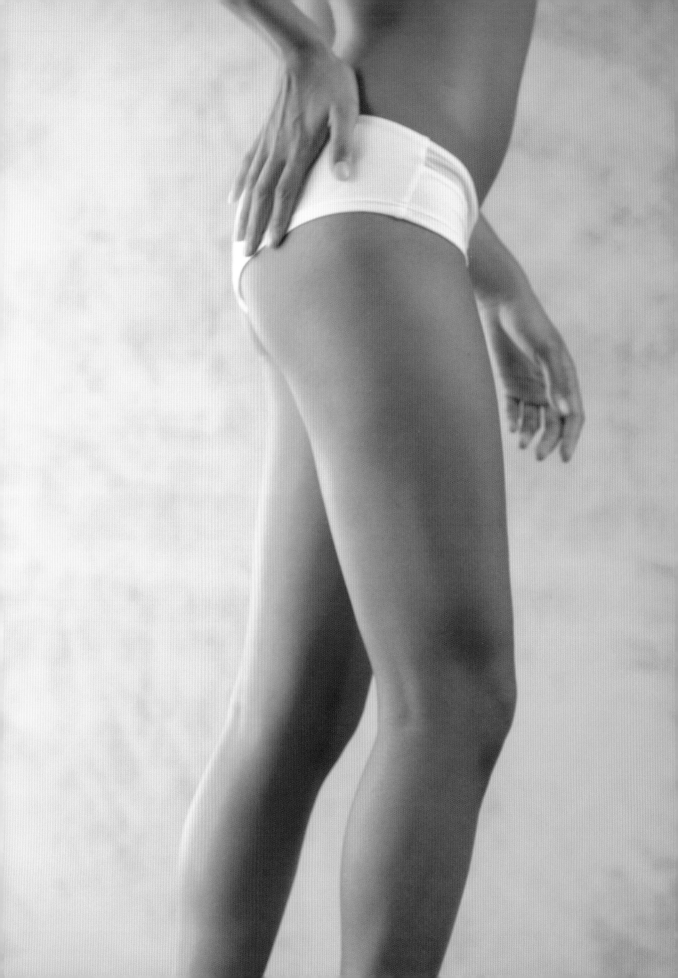

MASSAGE DES CUISSES ET DES JAMBES

Jambe est un terme générique. En fait, on devrait plutôt parler de membre inférieur, la jambe proprement dite étant comprise entre le pied et le genou, et la cuisse entre le genou et la hanche.

Ces jambes, qui vous portent toute la journée, souffrent. Elles sont souvent le siège de troubles circulatoires et de douleurs articulaires. La station debout rend pénible le retour du sang veineux vers le cœur. N'hésitez pas à allonger vos jambes dans la journée.

Le massage qui active la circulation va vous aider à retrouver des jambes fines et musclées.

INTRODUCTION

Le massage des jambes est une bonne indication dans les problèmes circulatoires et la récupération musculaire. Fini, courbatures, jambes lourdes et œdèmes !

Vous trouverez en outre des techniques relatives aux massages des jambes dans les deux chapitres spécifiques dédiés à la circulation (p. 137) et aux massages des sportifs (voir p. 147). Pour l'heure, consacrez-vous à l'apprentissage des techniques de base.

INSTALLATION

Sur le ventre : vous avez accès à la partie postérieure des jambes et des cuisses. Positionnez un coussin sous les pieds de façon à bien détendre les muscles des cuisses.

Sur le dos : placez un coussin sous les genoux pour détendre la totalité des jambes, et ainsi pouvoir masser la partie antérieure.

PRÉCAUTION À PRENDRE

Deux zones sont totalement à éviter dans le massage des jambes : l'arrière du genou appelé creux poplité et le triangle de Scarpa, situé à la naissance de la cuisse au niveau de l'aine. Leurs anatomies particulières et le nombre d'éléments qui y transitent en font des zones particulièrement sensibles aux pressions.

Comme toujours, évitez de vous aventurer sur des territoires que vous ne maîtrisez pas.

L'état veineux est aussi à prendre en considération, car on ne masse pas des varices ou des zones ulcérées ; faites un bilan cutané et circulatoire avec une manœuvre d'approche comme l'effleurage par exemple.

LES MANŒUVRES SPÉCIFIQUES

MOBILISATION DE LA ROTULE

Intérêt de la technique
La rotule est un os très important du genou, il joue le rôle d'une poulie de réflexion permettant ainsi la bonne répartition des forces au niveau de la jambe. S'agissant d'un os très mobile, il est important qu'il conserve sa capacité d'adaptation aux différentes contraintes qu'il subit. La mobilisation de cet os va permettre de conserver son intégrité et de restaurer ses capacités mécaniques.

Réalisation de la technique
Prenez la rotule entre vos pouces et vos index, puis réalisez un mouvement de translation à droite et à gauche en essayant d'augmenter progressivement l'amplitude du mouvement. Arrêtez la technique lorsque la rotule est libre de se mobiliser dans tous les sens.

Conseils du professionnel
Si le genou est rouge, chaud ou qu'il semble plus gros que l'autre, évitez cette technique.

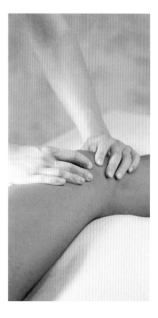
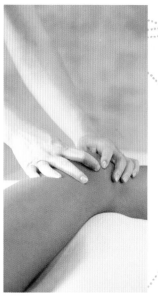
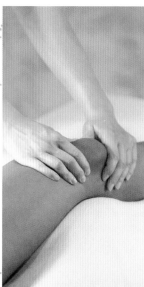

ENCHAÎNEMENT DES TECHNIQUES DE MASSAGE

« Faites circuler » : voilà la priorité de ces techniques de massage sur les jambes. Les tensions musculaires et notamment celles liées à la pratique d'un sport sont aussi à prendre en considération, mais désormais, vous disposez de toutes les armes nécessaires pour en venir à bout.

Pour un massage à visée circulatoire, orientez votre manœuvre en la remontant en direction du cœur, vous activez ainsi la circulation et améliorez l'efficacité de votre technique.

Sportifs : travaillez bien en profondeur de façon à atteindre le muscle et à obtenir le maximum de relâchement de celui-ci.

Commencez toujours par un effleurage, puis suivez la progression qui vous est donnée, en ne perdant pas de vue qu'elle n'est là qu'à titre indicatif.

PARTIE ANTÉRIEURE DES CUISSES

Effleurage des cuisses

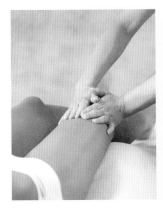 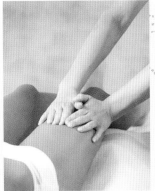 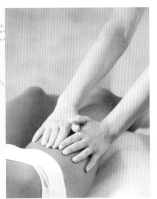

Effleurage des jambes

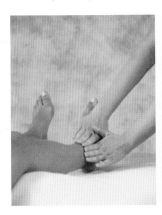 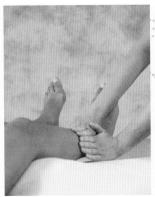 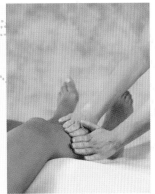

Friction des mollets

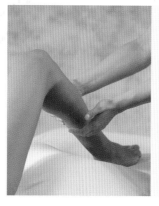 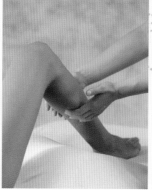 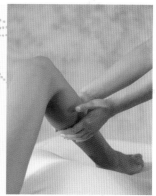

Percussions des cuisses

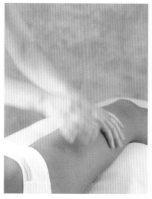 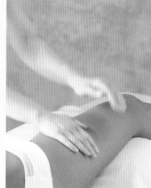 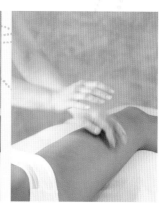

Pression au pouce

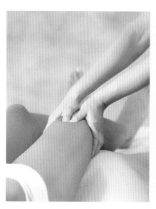 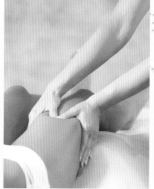 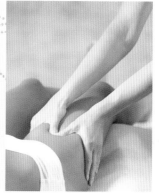

Pressions glissées des jambes

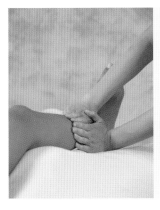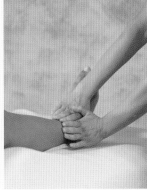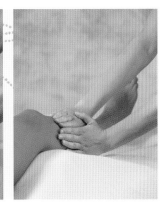

Pétrissage de la partie externe des cuisses

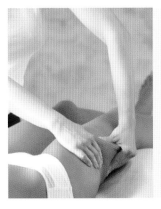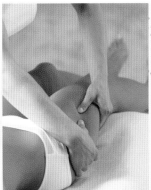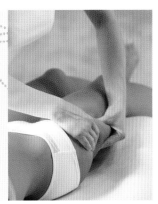

Torsion des cuisses

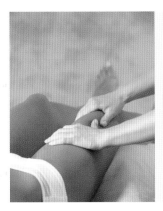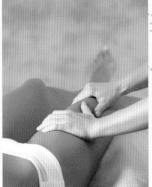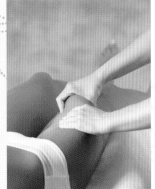

PARTIE POSTÉRIEURE DES CUISSES

Effleurage des cuisses

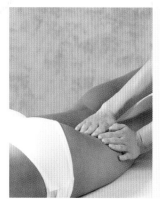 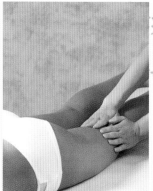 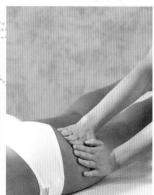

Effleurages alternés

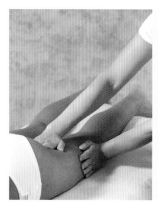 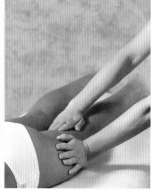 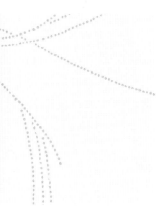

Friction des cuisses

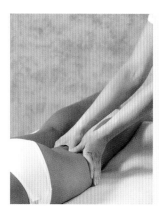 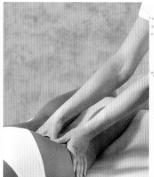 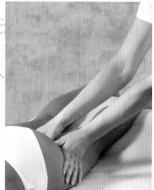

Friction du TFL

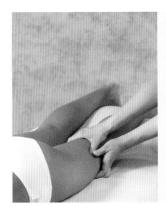
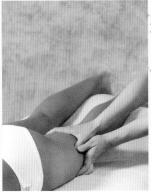
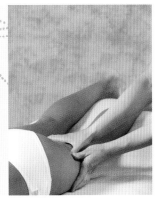

Friction transversale

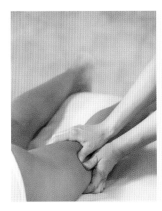
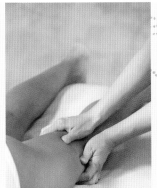
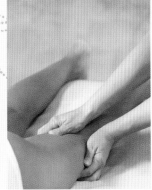

Tampon-buvard des cuisses

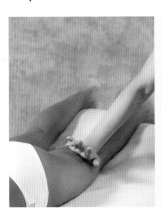
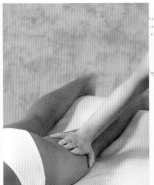
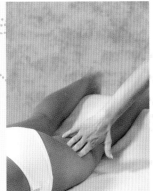

Torsion des cuisses

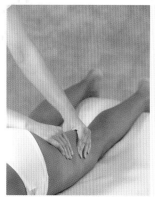 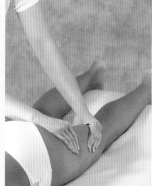 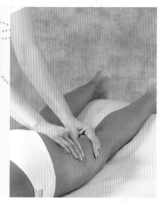

Ballottement des mollets

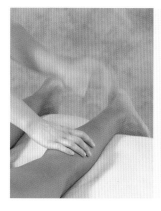 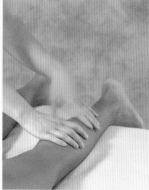 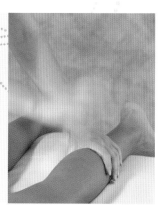

Pressions glissées des mollets

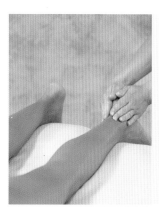 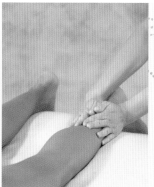 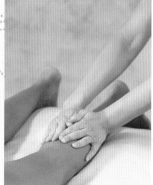

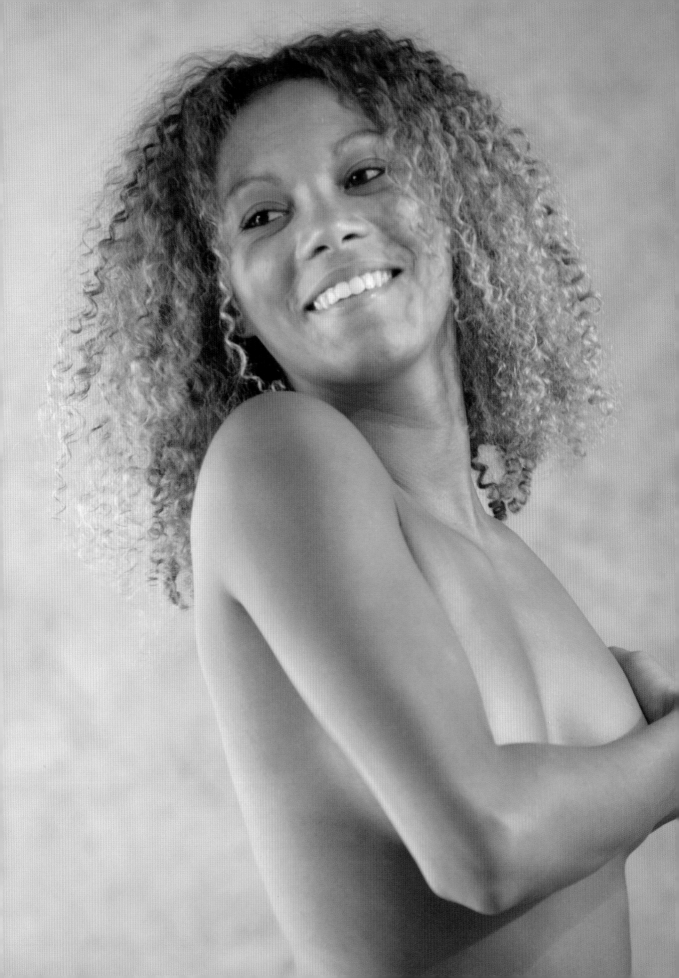

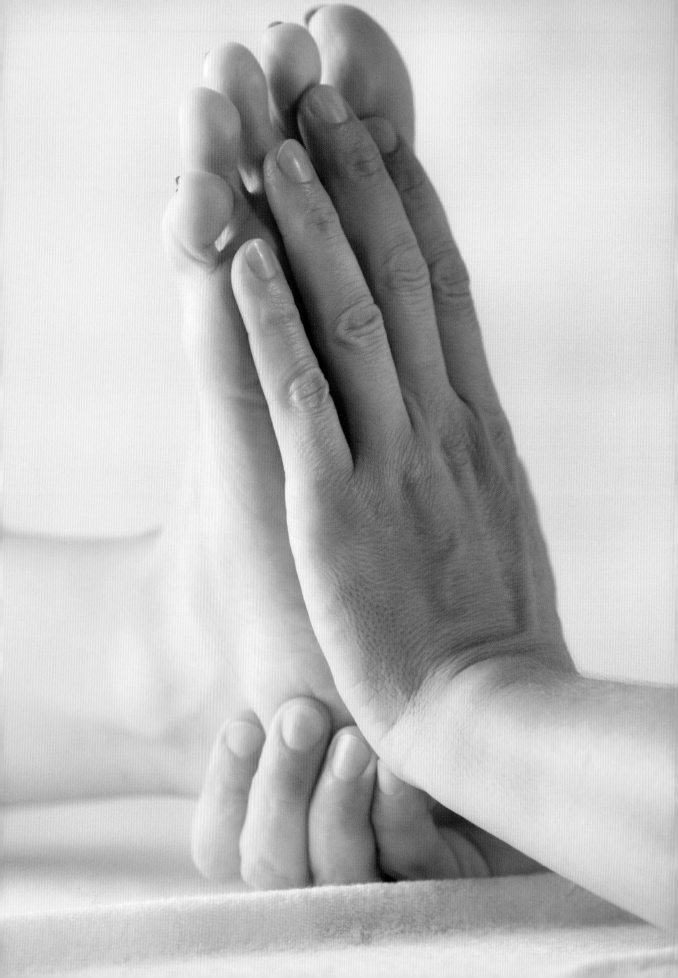

MASSAGE DES PIEDS

Vos pieds parcourent en moyenne deux fois et demie le tour de la Terre au cours d'une vie. Autant dire qu'ils sont extrêmement sollicités.

Ils supportent le poids du corps, mais ont aussi un rôle important dans la circulation et le retour veineux. Ils méritent une attention soutenue et régulière, le massage les soulage agréablement.

La réflexologie plantaire et l'engouement qu'elle suscite justifient également le soin particulier qu'il faut porter à cette zone.

INTRODUCTION

« Bon pied bon œil », « les doigts de pied en éventail », « ça va être le pied »... À en croire ces expressions, voilà une partie du corps qui a la « cote » !

Pourtant, les pieds sont souvent malmenés dans la vie quotidienne, notamment chez la femme pour qui « mode » ne rime pas avec « confort ». Les chaussures trop étroites, les talons hauts ont souvent raison de la structure fragile du pied.

Le pied est constitué d'un grand nombre d'os liés entre eux par un système musculaire puissant. Il assure la solidité et la flexibilité de l'ensemble, un peu comme un pont suspendu. D'après Léonard de Vinci, « un arc est la réunion de deux faiblesses qui en s'assemblant donnent une force ». L'intégrité du système musculaire et osseux est nécessaire pour que le pied fonctionne correctement.

Le massage est un bon moyen de « défatiguer » le pied et d'agir sur la circulation de retour très importante à ce niveau.

Enfin la réflexologie plantaire que nous n'aborderons pas ici met en évidence les multiples connexions existant entre le pied et le reste du corps.

INSTALLATION

La contrainte essentielle est que le pied repose confortablement. Votre sujet peut donc être assis ou allongé et vous pouvez mettre un petit coussin sous le talon de façon à le surélever légèrement.

Enfin, si votre partenaire est sur le ventre, en pliant le genou et en empaumant sa cheville, vous avez un accès très confortable pour atteindre la face plantaire du pied.

PRÉCAUTION À PRENDRE

Le pied étant un élément important dans la circulation veineuse, observez dans un premier temps son état cutané.

Y a-t-il des blessures, des veines apparentes, des rougeurs ? Prenez en compte ses indurations, ses déformations, ses attitudes. Elles vous renseigneront sur l'état du pied et les contraintes mécaniques qu'il subit. Vous adapterez votre massage en tenant compte du fameux principe de précaution.

Attention, évitez de masser les pieds d'une personne souffrant de diabète.

LES MANŒUVRES SPÉCIFIQUES

ESSORAGE DU PIED

Intérêt de la technique

Le pied tire sa très grande capacité d'adaptation du fait qu'il possède un grand nombre d'articulations, et donc une mobilité et une flexibilité importantes.

On cherche par cette technique globale à mobiliser ces articulations et à redonner toutes ses qualités au pied.

Réalisation de la technique

Une de vos mains empaume fermement le dessus du pied et reste fixe, l'autre saisit l'avant-pied puis imprime un mouvement de torsion alternée, comme si vous vouliez essorer du linge.

La technique s'arrête lorsque la mobilité est restaurée.

Conseils du professionnel

Prenez des appuis larges et confortables de façon à ne pas être traumatisant.

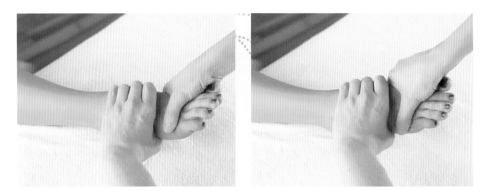

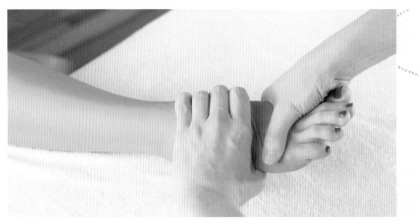

Vous trouverez d'autres techniques spécifiques concernant le pied dans les chapitres consacrés aux massages circulatoire et esthétique (voir p. 137), et au massage des sportifs (voir p. 147).

ENCHAÎNEMENT DES TECHNIQUES DE MASSAGE

Compte tenu de tous les éléments que nous avons déjà évoqués, le massage du pied a donc deux intérêts spécifiques :
– d'une part, éliminer la fatigue ;
– d'autre part, agir, par des manœuvres adaptées, sur la circulation veineuse.
Le pied étant composé de plusieurs articulations, on insistera aussi sur la mobilité de chaque zone. Son système musculaire puissant mérite aussi que l'on s'y attarde, et des techniques de ponçage-pétrissage ou de pressions glissées seront les bienvenues.
Sachez enfin que l'arche interne du pied est en interconnexion étroite avec le dos ; passez donc du temps sur cette zone, même si elle est un peu sensible.
Dans *Épouses et concubines*, film de Zhang Yimou, le massage du pied devient un art, les épouses étant prêtes à tous les sacrifices pour bénéficier de ce préliminaire.
À vous de jouer.

Effleurage du pied

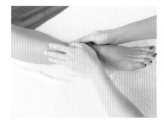 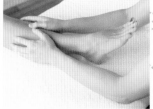 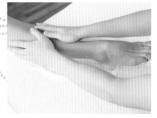

Étalement du pied

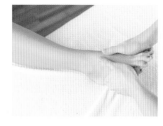 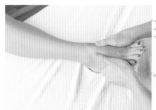 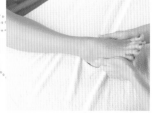

Flexion-extension du pied

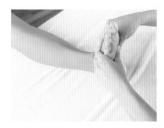 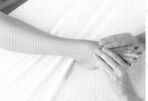 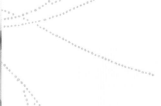

Manœuvre en éventail

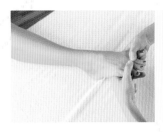
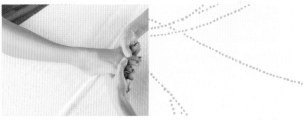

Peignage du pied

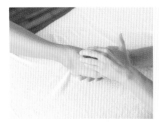
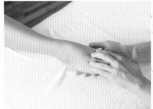
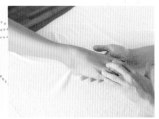

Pétrissage du pied

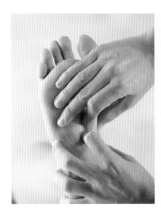
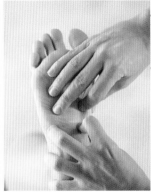
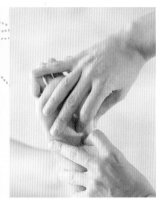

Ponçage au pouce

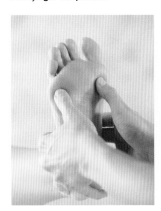
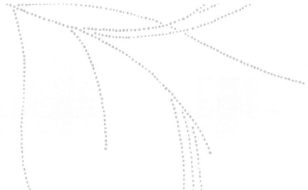

Pressions glissées au pouce

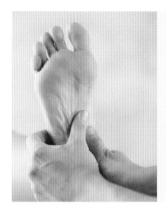 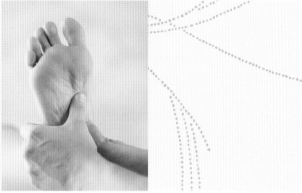

Pression au pouce

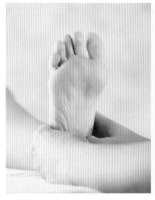 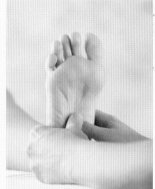 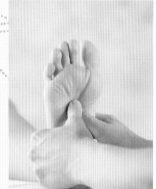

Pression pouces croisés

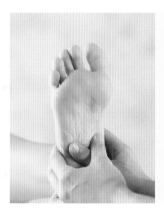 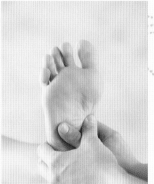 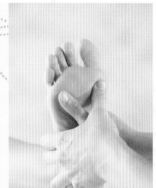

Double pression au pouce

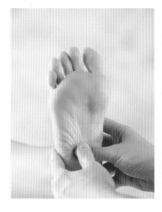 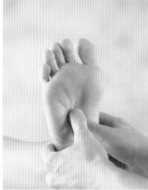 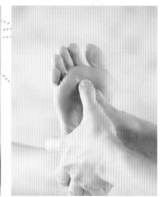

Orteils en tire-bouchon

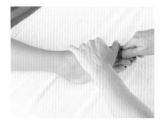 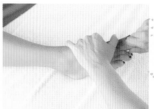 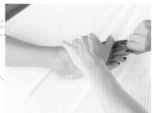

Traction des orteils

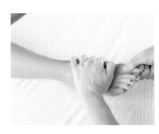 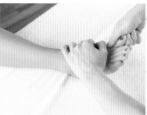 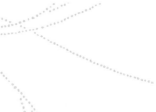

Traction de la cheville

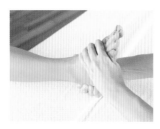 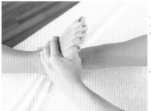 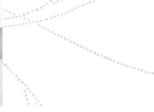

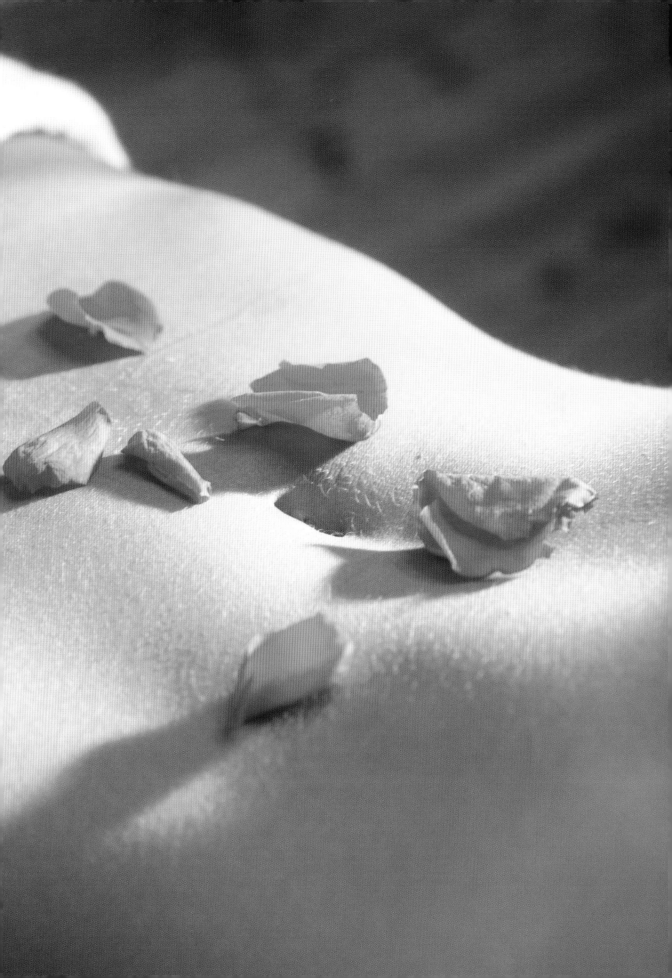

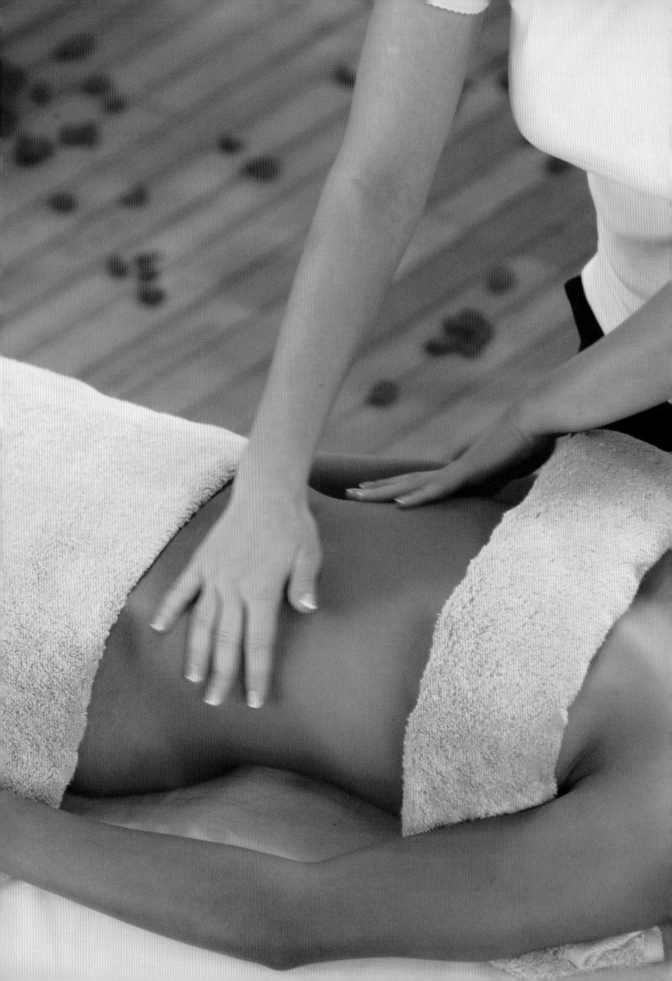

MASSAGE DU VENTRE

Le ventre est une partie du corps qui n'est pas toujours très bien abordée dans les cours de massage. Cette zone, qui est d'accès facile, est un centre d'échanges très important.
C'est le centre de la digestion, de la respiration abdominale, de la grossesse chez la femme. Il abrite les organes nécessaires à notre développement, à notre reproduction et à une partie de notre défense immunitaire.
Toucher le ventre, c'est entrer dans l'intimité de la personne que vous massez : prudence, douceur et rigueur sont de mise.

INTRODUCTION

Le massage du ventre revêt deux intérêts particuliers : il permet d'agir d'une part sur le système digestif, d'autre part sur l'équilibre général du corps tant circulatoire que nerveux. Il ne faut pas perdre de vue que le ventre est au centre du corps et que c'est par lui que transitent toutes les fonctions.

INSTALLATION

Cherchez surtout à bien détendre l'abdomen : placez un coussin sous les genoux et sous la tête de votre partenaire de façon à bien relâcher son ventre.

PRÉCAUTION À PRENDRE

Un ventre sans problème est un ventre où aucun organe n'est douloureux : si ce n'est pas le cas, passez votre chemin, vous n'êtes pas compétent pour agir efficacement.
Ne soyez jamais agressif sur cette zone, travaillez en harmonie avec votre sujet.

ANATOMIE DU VENTRE

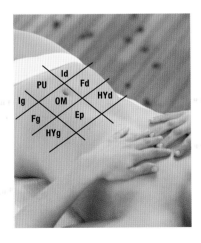

Ep : épigastre. Vous y trouverez une partie de l'estomac, du foie et du duodénum.

HYg : hypocondre gauche, avec une partie de l'estomac, du côlon transverse et du côlon descendant.

HYd : hypocondre droit, avec une partie du foie et du côlon transverse.

OM : ombilic, avec le côlon transverse, le duodénum et l'intestin grêle.

Fg : flanc gauche, avec le côlon descendant.

Fd : flanc droit, avec le côlon ascendant.

Pu : pubis, avec le côlon sigmoïde.

Ig : région inguinale gauche avec une partie du côlon descendant.

Id : région inguinale droite avec une partie du côlon ascendant.

Pour vous permettre de vous y retrouver dans les organes qui sont sous vos mains, nous avons repris la répartition anatomique du ventre en le quadrillant par zone.
Neuf zones sont ainsi délimitées.

LES MANŒUVRES SPÉCIFIQUES

Elles sont à intercaler dans un massage classique en fonction de vos besoins.

ÉTIREMENT DE L'INTESTIN GRÊLE

Intérêt de la technique
L'intestin grêle, vous le savez, est un organe important dans la digestion : c'est là en effet que sont récupérées la plupart des substances issues de l'alimentation et nécessaires à notre subsistance. Il se trouve que cet organe est particulièrement susceptible en cas de problèmes digestifs.
L'intérêt de cette technique est donc de lui donner un petit coup de pouce.

Réalisation de la technique
Placez vos pouces serrés un peu à gauche du nombril.
Réalisez une technique de traits tirés en écartant vos pouces horizontalement, descendez ainsi jusqu'en dessous du nombril, puis changez de direction en allant vers la droite pour terminer la technique. Agissez jusqu'au relâchement total de la tension abdominale.

Conseils du professionnel
Cette technique peut être sensible. Demandez à votre partenaire de vous aider en soufflant profondément à chaque nouvelle manœuvre.

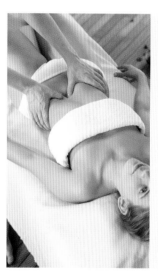 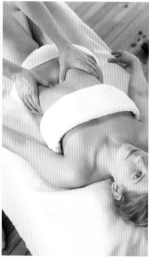 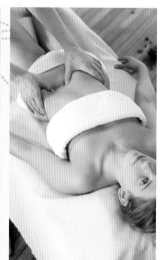

FOULAGE ABDOMINAL

Intérêt de la technique

Foulage est un terme emprunté aux vignerons. Bien sûr, il ne s'agit pas ici de malaxer avec les pieds le ventre de votre partenaire mais d'obtenir, par une action manuelle répétée, une amélioration du transit intestinal.

Cette technique directe est très indiquée en cas de constipation.

Réalisation de la technique

Vos mains bien ouvertes vont contacter avec le bout des doigts la masse abdominale le plus largement possible. Dans un second temps, on réalise un mouvement alterné de droite à gauche et de gauche à droite, de façon à mobiliser avec la plus grande amplitude possible la zone qui se trouve sous vos doigts.

La technique s'arrête lorsque le mouvement se réalise sans contraintes, ni résistances particulières.

Conseils du professionnel

Attention ! un ventre ne s'aborde pas n'importe comment. Sachez être précautionneux, surtout en cas de problème, car la zone devient alors beaucoup plus sensible.

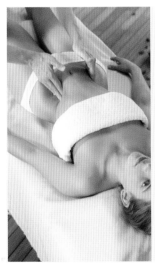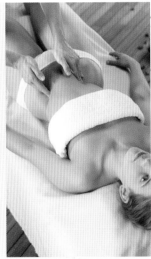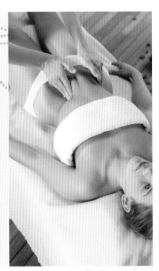

PONÇAGE DU PLEXUS SOLAIRE

Intérêt de la technique

C'est la zone de rencontre entre différents systèmes neurologiques. Toutes les médecines semblent pour une fois d'accord avec son rôle primordial dans l'équilibre général du corps. Une tension excessive de cette zone signe souvent un mauvais fonctionnement. Elle entraîne stress, difficultés digestives ou bien encore troubles du sommeil.

Un ponçage doux et bienveillant permet de relâcher une résistance excessive et rééquilibre les différentes fonctions perturbées.

Réalisation de la technique

Placez vos deux mains l'une sur l'autre, au niveau du plexus solaire, juste en dessous des côtes, dans l'axe du corps.

Commencez un ponçage régulier et doux ; au bout d'un certain temps, vos mains vont sentir une diminution nette de la résistance de cette zone ; ce relâchement indique la fin de la technique.

Conseils du professionnel

Ne forcez pas votre appui, le relâchement doit se faire naturellement.

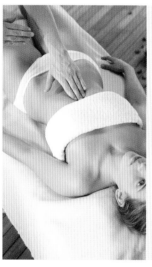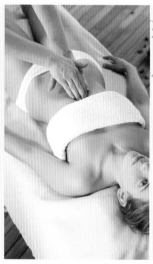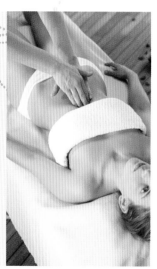

POMPAGE DU FOIE

Intérêt de la technique

Le foie est l'organe le plus volumineux du corps, il est situé plutôt à sa partie droite sous les côtes basses. Ses fonctions sont très importantes et tellement nombreuses que l'on ne pourra pas les décrire ici. Sachez seulement que le bon fonctionnement du foie permet de favoriser les échanges, d'améliorer la circulation, d'éliminer les déchets et de mieux nous défendre face aux agressions extérieures.

Réalisation de la technique

Placez-vous du côté gauche de votre sujet. Avec votre main gauche, empaumez les côtes les plus basses, puis soulevez-les en direction du ciel.

Avec votre main droite, appuyez fermement sur la zone supposée du foie. Exercez maintenant une pression vibrée de façon à stimuler le foie, pendant 10 à 15 secondes. Relâchez la pression puis revenez à la position initiale.

Réalisez la technique 2 à 4 fois.

Conseils du professionnel

Ne réalisez pas cette manœuvre d'emblée, attendez d'avoir bien pris contact avec le ventre de votre sujet.

Lorsque votre massage est orienté sur la circulation ou le drainage, cette manœuvre est indispensable, mais vous pouvez l'intégrer dans tous les types de massages.

C'est une technique difficile, demandant de la coordination et du savoir-faire. Consultez un livre d'anatomie pour visualiser le foie dans l'espace. Ne soyez pas agressif avec vos mains, le foie est un organe susceptible ; en cas de maux de tête, de douleur, arrêtez immédiatement la technique. Quand vous maîtriserez bien la technique, utilisez la respiration du sujet. Demandez d'abord une grande inspiration puis, au moment d'exercer la pression vibrée, demandez de souffler lentement.

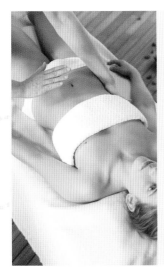 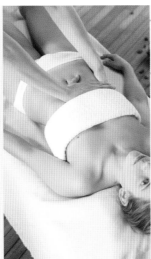 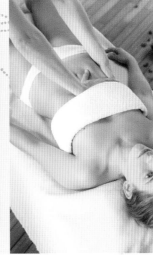

Attrapez le flanc gauche avec la main gauche.

Placez la main droite en regard de la main gauche.

Vibrez pendant 10 à 15 secondes.

ENCHAÎNEMENT DES TECHNIQUES DE MASSAGE

Il s'agit ici de vous donner quelques indications sur un enchaînement de techniques possibles. Bien sûr, rien n'est fixé, bien au contraire : votre imagination est certainement votre meilleur atout pour réussir un massage.

Commencez par des techniques d'effleurage bilatéral et circulaire pour prendre contact avec le ventre de votre sujet, puis un étirement doux de l'abdomen sera le bienvenu, surtout en cas de tension excessive de celui-ci. Continuez par une technique classique de palper-rouler et de pressions glissées à l'index qui, par son action réflexe, stimule la vidange de l'estomac. N'oubliez pas d'intercaler entre chaque manœuvre un effleurage, de façon à laisser le ventre respirer.

Effleurage bilatéral

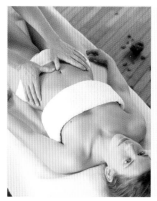 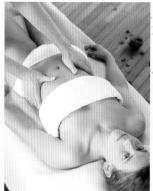 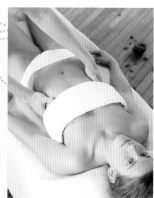

Effleurage circulaire

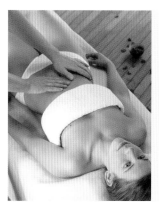 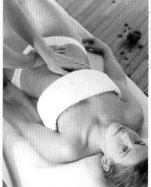 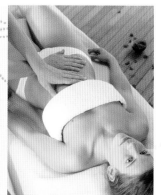

Étirement abdominal

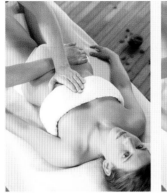 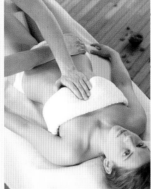 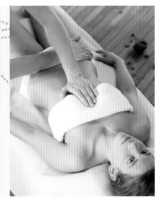

Palper-rouler abdominal

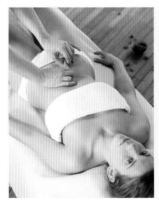 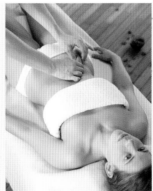 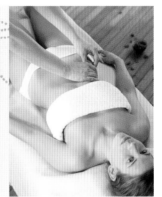

Pressions glissées à l'index

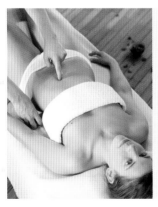 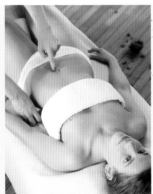 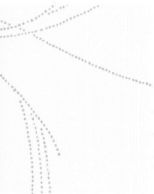

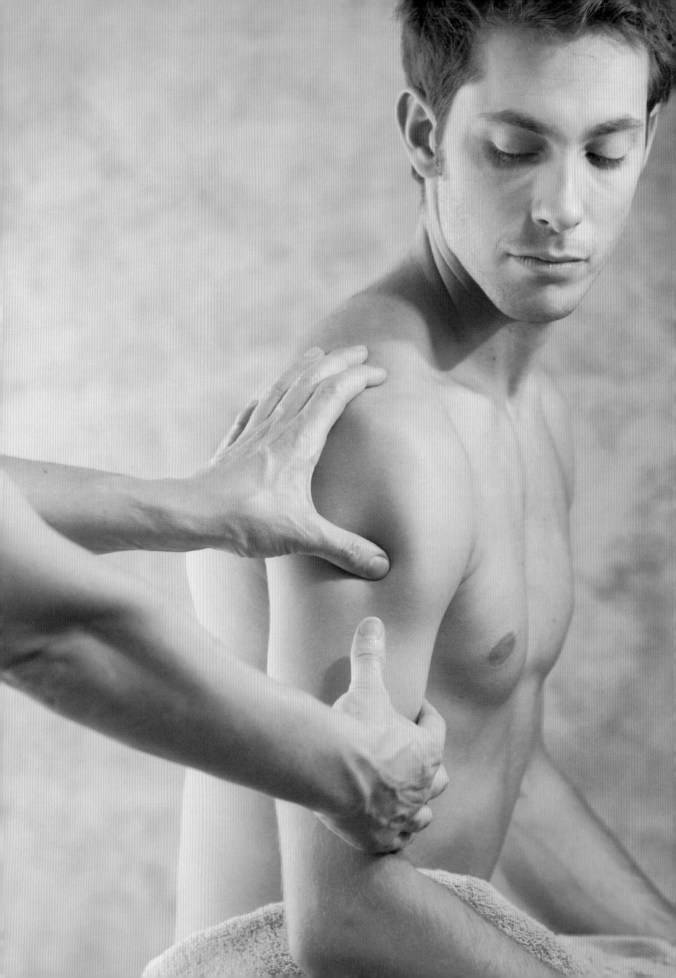

MASSAGE DES EPAULES ET DES BRAS

Voici une zone particulièrement chargée symboliquement : « les bras que l'on ouvre », « l'épaule sur laquelle on se repose ». Mais elle exprime aussi la force : « avoir de larges épaules ». Le massage apporte un soulagement aux muscles de cette zone si sollicitée.

INTRODUCTION

Les bras et les épaules sont très sollicités dans les travaux de force mais aussi dans un certain nombre de sports, le tennis bien sûr, mais aussi le golf ou le rugby par exemple. Le massage par son action *décontracturante* va permettre de relâcher des muscles tendus par un effort musculaire intensif.

INSTALLATION

Assis ou allongé : c'est au choix, l'essentiel étant toujours que votre sujet soit bien détendu.

PRÉCAUTION À PRENDRE

Méfiez-vous des chutes sur l'épaule, suivies de douleurs ou de limitations de mouvement, en cas de doute orientez-vous vers un professionnel.

LES MANŒUVRES SPÉCIFIQUES

Elles sont à intercaler dans un massage classique en fonction de vos besoins.

TENNIS-ELBOW

Intérêt de la technique

Qui n'a jamais entendu parler du tennis-elbow ? Décrit comme la maladie du tennisman, il touche en fait bien d'autres personnes, pas forcément sportives ! Il s'agit d'une tendinite d'un muscle de l'avant-bras qui s'attache au niveau du coude, provoquant ainsi une douleur caractéristique.

Nous vous proposons ici une technique pointue difficile à réaliser, mais souvent très efficace pour soulager cette zone.

Réalisation de la technique

Repérez tout d'abord le muscle au niveau de son insertion, il se situe juste au-dessus du coude, et sa pression provoque immédiatement une douleur vive.

Pointez ce tendon avec votre pouce et appuyez fortement dessus ; poncez maintenant la zone en profondeur sans relâcher la pression, malgré la sensation très désagréable ressentie par votre partenaire.

La technique s'arrête lorsqu'un relâchement se fait sentir au niveau de votre pouce.

Conseils du professionnel

C'est une technique désagréable, aussi assurez-vous qu'elle soit adaptée à votre sujet.

Attention : en cas de sensation de courant électrique dans l'avant-bras, stoppez la technique.

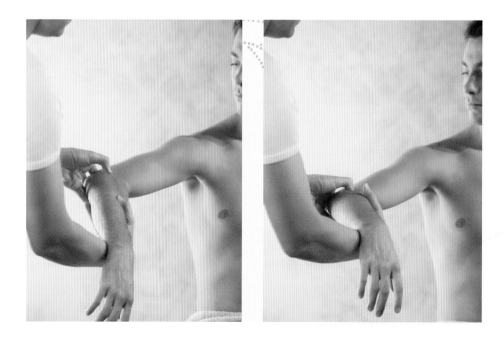

MANŒUVRE EN BRACELET

Intérêt de la technique

Il s'agit d'une technique globale de massage de l'avant-bras et du bras. On se sert ici de la morphologie particulière de cette zone pour réaliser une pression glissée adaptée.

Réalisation de la technique

Maintenez fermement la main de votre sujet, avec votre autre main empaumez largement l'avant-bras à la manière d'un *bracelet*. Remontez ensuite votre main en essayant de couvrir le maximum de surface possible.

Répétez l'opération autant de fois que vous le voulez.

Conseils du professionnel

Il s'agit d'une technique agréable, facile à intégrer dans votre massage.

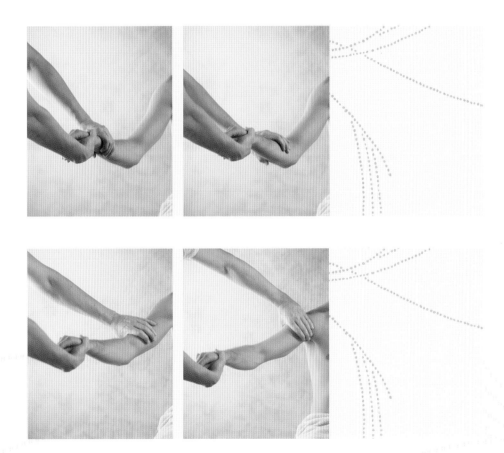

PRESSION AU POUCE DE L'OMOPLATE

Intérêt de la technique

Il existe des points du corps particulièrement sensibles à la pression. Certains auteurs (Wetterwald, Walliex, Mac Burney...) en ont dressé des cartographies permettant ainsi de les repérer : il s'agit des points de projection cutanée correspondant à des organes plus profonds. La médecine chinoise en a tiré les méridiens, les Occidentaux les trigger points ou « points gâchette ».

Nous vous proposons ici la stimulation de trois de ces points situés au niveau de l'omoplate.

Réalisation de la technique

Repérez tout d'abord le point que vous allez traiter, il s'agit d'un point induré et sensible à la pression.

Posez ensuite vos deux pouces superposés l'un sur l'autre et exercez une pression ferme mais non douloureuse. Attendez que la tension diminue franchement sous vos doigts puis changez de zone.

Conseils du professionnel

Le relâchement de ces tensions permet d'évacuer les toxines (déchets issus de l'activité musculaire) qui ont une fâcheuse tendance à se fixer sur ces points particuliers.

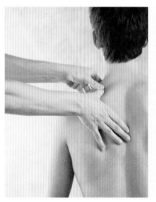 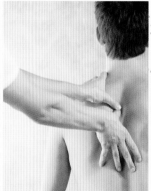 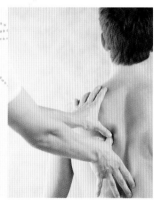

ÉTIREMENT DE L'ÉPAULE

Intérêt de la technique

L'épaule est une articulation suspendue, c'est-à-dire qu'elle est sous la dépendance du bon fonctionnement des muscles qui l'entourent. Après une activité physique, il n'est pas rare d'avoir des problèmes de contracture de l'épaule, ce qui peut nuire à son activité mécanique. Nous vous proposons un étirement simple mais efficace qui vous permettra d'agir sur une partie des muscles de l'épaule.

Réalisation de la technique

Placez-vous sur le côté ou en arrière de votre sujet, la main de l'épaule traitée étant posée sur son épaule opposée. Empaumez alors son coude puis réalisez un mouvement de traction, soit vers le bas, soit en arrière, en fonction des muscles que vous voulez étirer.

Conseils du professionnel

Changez de position, et modifiez votre sens de traction de façon à relâcher la totalité de l'épaule.

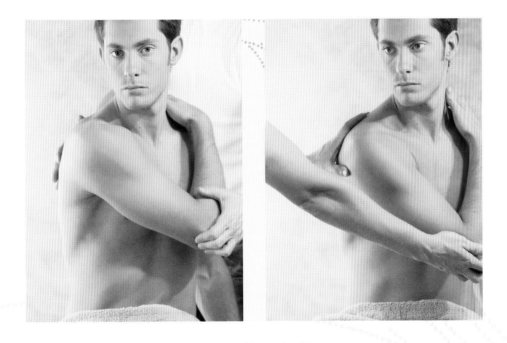

ENCHAÎNEMENT DES TECHNIQUES DE MASSAGE

Il s'agit de vous donner quelques indications sur un enchaînement de techniques possible. Bien sûr, rien n'est fixé, bien au contraire, votre imagination est certainement votre meilleur atout pour réussir un massage.

Un *effleurage* est la première technique à réaliser lorsque l'on aborde une telle zone : elle va vous permettre de faire un premier bilan des tensions et autres contractures que vous allez percevoir. Les *pressions* vont être un outil intéressant pour lutter contre ces raideurs. Alternez les techniques et choisissez celles qui vous semblent les plus adaptées : le *décordage* du biceps, la *flexion-extension* des bras, le *palper-rouler*, ainsi que la torsion de l'avant-bras restent très classiques.

Plus spécifiquement, détendez le triceps par une pression au pouce et mobilisez l'épaule dans tous les sens possibles pour obtenir un relâchement total.

N'oubliez pas d'intercaler entre chaque manœuvre un effleurage pour indiquer à votre partenaire que vous allez changer de technique.

Effleurage des bras

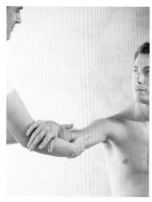 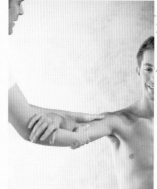 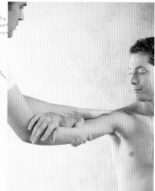

Pressions glissées

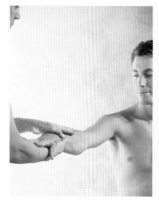 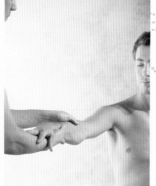 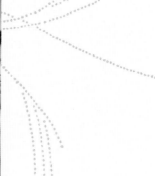

Pression au pouce

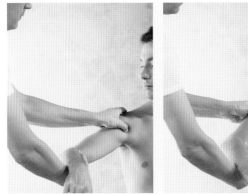
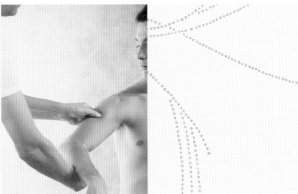

Pression au pouce alterné

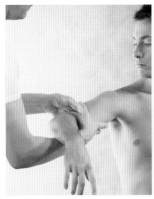
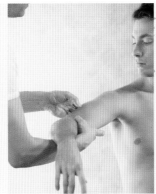
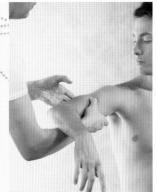

Décordage du biceps

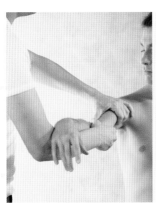
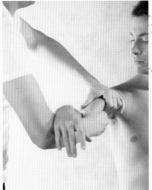
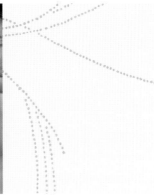

Flexion-extension du bras

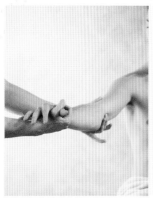 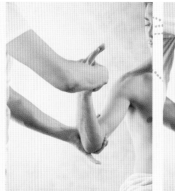 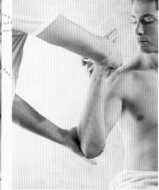

Palper-rouler du bras

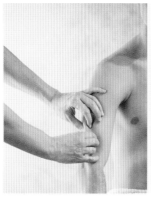 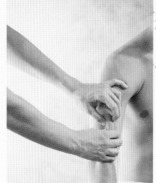 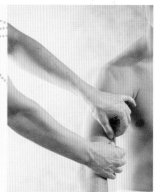

Torsion de l'avant-bras

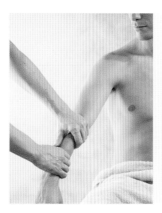 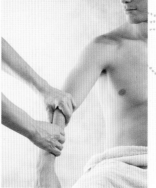 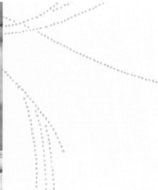

Ponçage du triceps

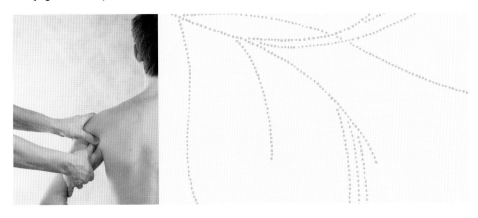

Mobilisation de l'épaule

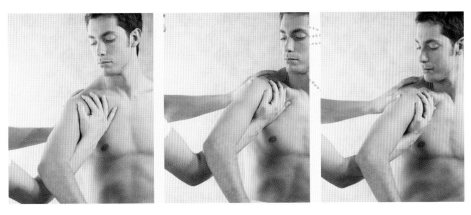

Torsion de l'avant-bras

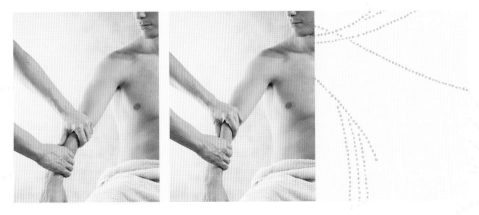

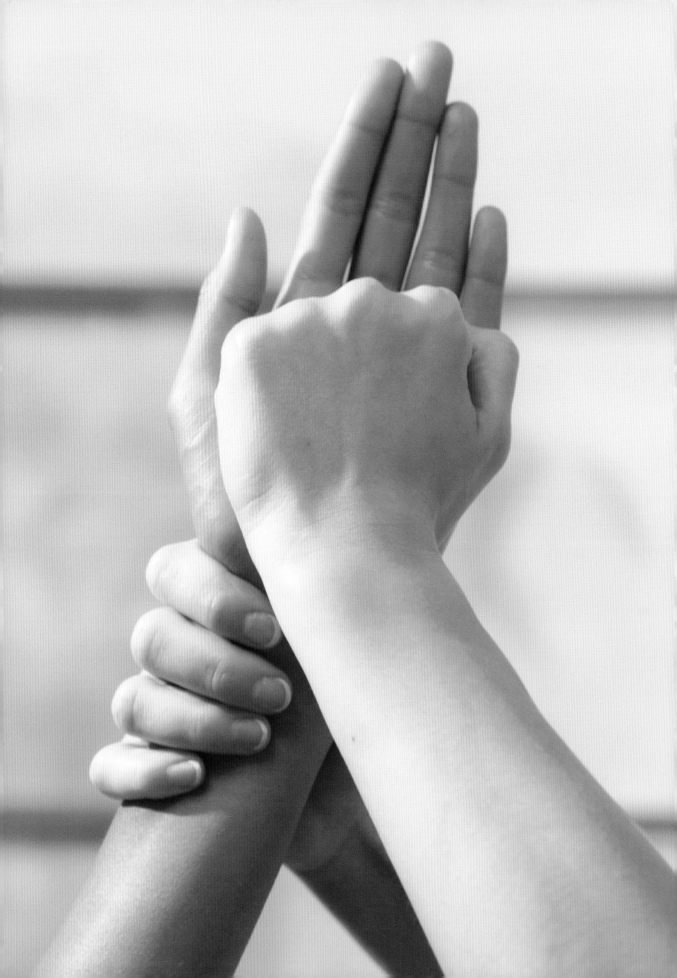

MASSAGE DES MAINS

C'est la « main dans la main » que vous allez aborder ce chapitre.

Voilà une belle rencontre, l'outil vient ici au secours de lui-même !

Le massage de la main peut se faire n'importe où et à n'importe quel moment. Il est un moyen de communication et d'intimité rare. C'est la main dans la main des amoureux. La caresse sur la main chargée de connivence, ou bien encore la main du bébé qui serre le doigt de sa maman.

Sachez faire passer des sensations, des émotions, de la bienveillance dans vos techniques, le massage n'est jamais neutre.

INTRODUCTION

En 1999, j'ai créé la première société de massage en entreprise en France. À cette occasion, j'ai rencontré Tony Newman, certainement le père du « *massage assis* » en Europe. Il m'a alors confié que, pour faire passer le message sur l'efficacité de sa méthode, il serrait la main de son interlocuteur et ne la lâchait pas. Tout en expliquant l'intérêt de sa technique, il le massait délicatement, le rendant ainsi plus disponible, plus à même de comprendre le bénéfice qu'il allait tirer de la méthode. Tony a compris la puissance du langage des mains et sait la faire partager.

Pour remercier vos hôtes, nul besoin de fleurs ou de chocolat, utilisez vos mains !

INSTALLATION

Si votre massage est global, vous n'avez pas le choix, votre partenaire est allongé, son coude reposant sur la table.

Si votre massage est spécifique, vous pouvez être assis en face de votre sujet, son coude posé sur un support.

PRÉCAUTION À PRENDRE

Attention, la main est un outil complexe, donc fragile.

Soyez bienveillant, pensez plus à détendre qu'à mobiliser les articulations dans tous les sens.

Enfin, méfiez-vous des mains déformées : elles peuvent être la conséquence de *rhumatismes inflammatoires*. Si elles sont rouges, chaudes, douloureuses, ne les touchez pas, vous risqueriez d'aggraver les choses.

LES MANŒUVRES SPÉCIFIQUES

ÉTALEMENT DE LA MAIN

Intérêt de la technique

La main, outil performant, se fatigue au cours d'une journée. Elle a tendance à se fermer en raison d'une tension excessive des muscles.

L'intérêt de cette technique est donc d'étirer la main dans son ensemble de façon à obtenir un relâchement et une sensation de détente globale

Réalisation de la technique

Avec vos deux mains, empaumez latéralement la main de votre partenaire, puis imprimez un mouvement de fermeture suivi quelques secondes plus tard d'un mouvement d'ouverture. Alternez ainsi ces deux mouvements jusqu'à obtenir un relâchement de l'ensemble de la main.

Conseils du professionnel

La main est aussi un moyen de communication extraordinaire : c'est par une technique aussi simple que celle-ci qu'elle devient objet de convivialité, aussi n'hésitez pas à en user et à en abuser.

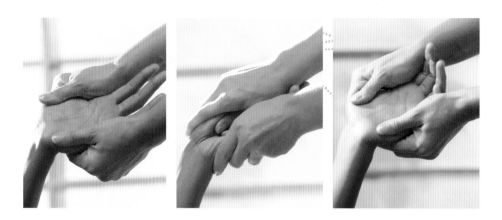

TIRE-BOUCHON DES DOIGTS

Intérêt de la technique

Il s'agit d'une manœuvre globale visant à masser l'ensemble du doigt. Elle tire son nom de la rotation vissée propre au tire-bouchon.

Réalisation de la technique

Prenez le doigt de votre partenaire entre votre pouce, l'index et le majeur puis exercez une traction et une pression glissée simultanée, exactement comme un mouvement de tire-bouchon qui ouvre une bouteille.
Renouvelez l'opération 3 fois puis changez de doigt.

Conseils du professionnel

C'est une technique très ludique et très abordable, entraînez-vous avec vos enfants.

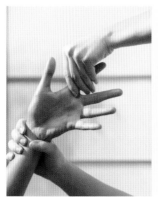 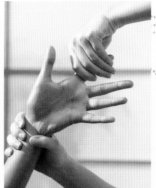 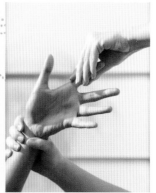

ENCHAÎNEMENT DES TECHNIQUES DE MASSAGE

Comme nous vous l'avons précisé précédemment, la main a surtout besoin de détente, vous pouvez donc utiliser toutes les techniques relaxantes qui sont à votre disposition. Des manœuvres sur la paume, les doigts, le poignet sont aussi très indiquées.
La main possède des muscles longs qui s'insèrent au niveau de l'avant-bras, mais aussi des muscles courts dédiés au pouce et à l'auriculaire : ils forment deux petites masses appelées éminences.
L'éminence thénar est en rapport avec le pouce et l'éminence hypothénar avec le petit doigt. Des manœuvres ciblées de détente musculaire sur ces deux systèmes vont certainement faire des heureux car la sensation de bien-être est souvent au rendez-vous. Enfin, comme toujours, intercalez des effleurages et rythmez votre massage au fil de votre imagination et de votre ressenti.

Effleurage des mains

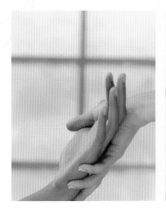 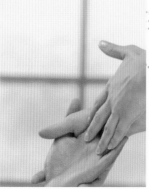 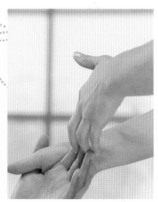

Pressions glissées au poing

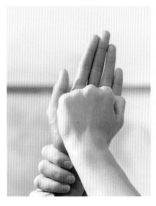 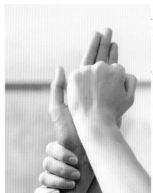 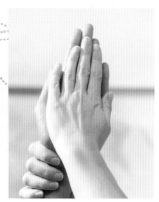

Pressions glissées de la main

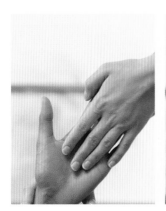 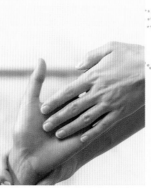 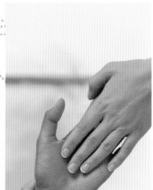

Pression au poing alterné

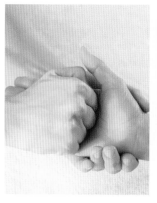 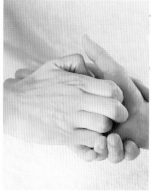 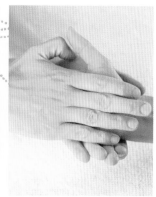

Peignage des phalanges

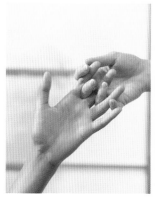 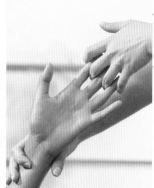 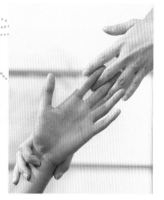

Flexion-extension du poignet

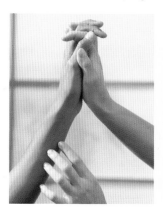 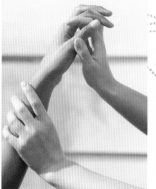 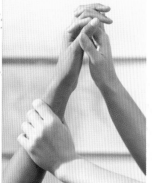

Peignage de la partie interne de la main

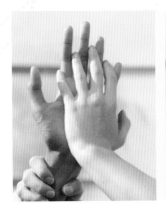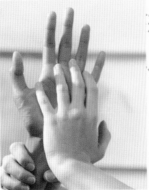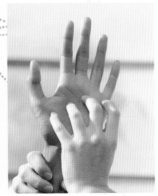

Friction pouces croisés

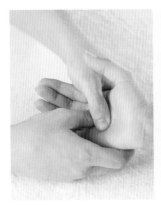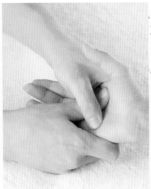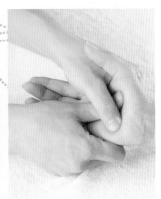

Décoaptation des doigts

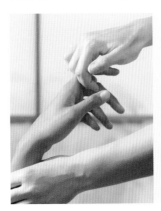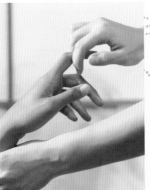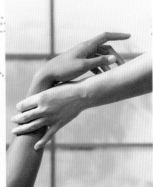

Décordage des muscles du pouce

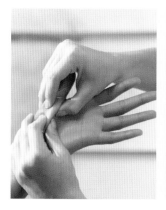
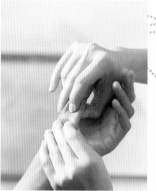
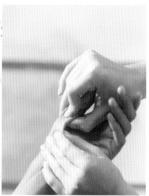

Palper-rouler des muscles du pouce

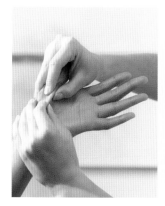
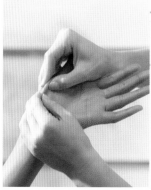
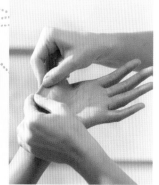

Friction des doigts

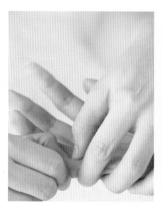
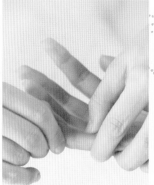
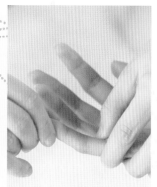

Pression shiatsu

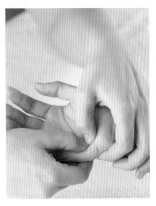 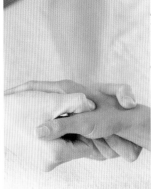 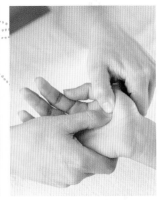

Pétrissage des muscles de l'auriculaire

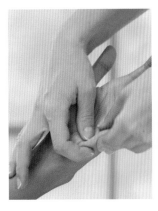 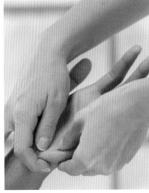 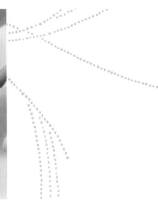

Traction du poignet

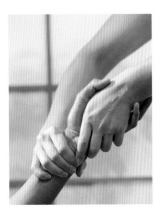 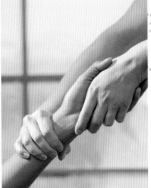 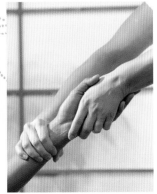

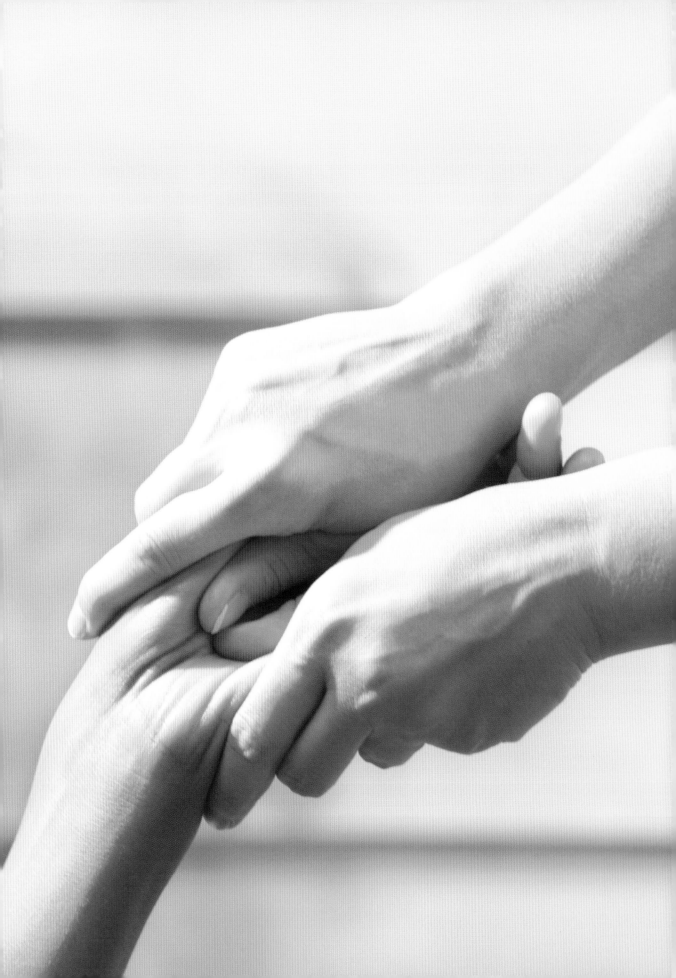

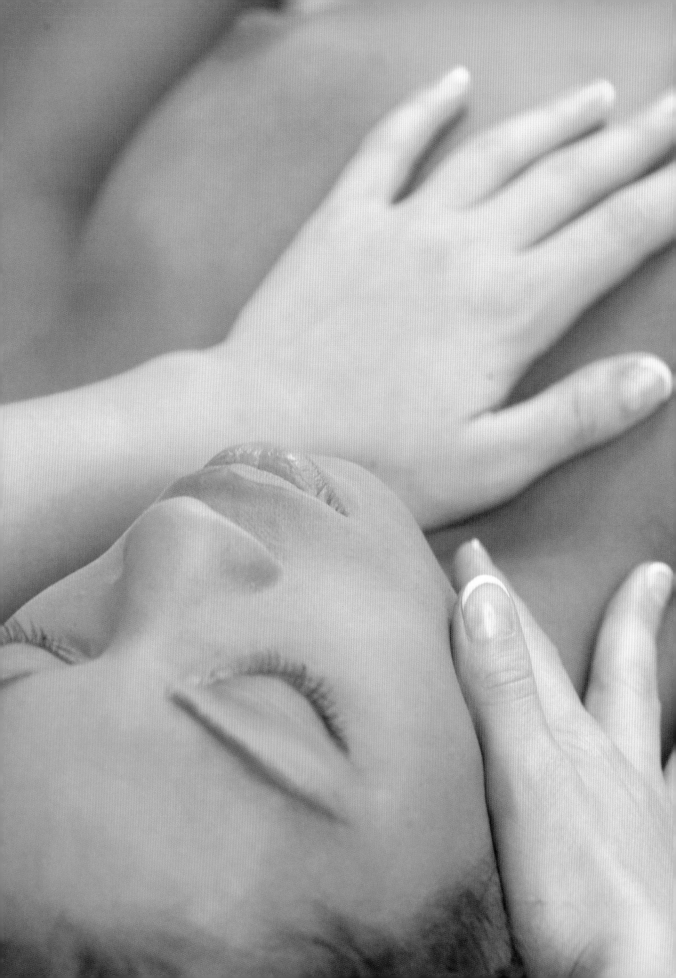

MASSAGE DU COU ET DU THORAX

Le cou est le support de la tête. Il est aussi le siège des cervicales qui lui donnent sa grande mobilité. Mais qui dit mobilité, dit fragilité.

Le thorax, quant à lui, est une zone beaucoup plus rigide, il protège les poumons. Derrière cette raideur relative se cache un centre émotionnel important.

Restaurer la mobilité et lutter contre le stress : voilà donc les principales missions des techniques de massage abordées dans ce chapitre.

INTRODUCTION

Un certain nombre de maux sont rattachés à cette zone. *Torticolis, tensions, raideurs, oppressions* sont fréquemment décrits par les patients qui nous consultent.

Bien sûr, les causes de ces problèmes sont multiples, mais elles sont souvent liées à un contexte psychologique particulier. La fatigue, le stress, les problèmes relationnels qui sont le lot de tout un chacun semblent trouver une répercussion dans cette zone.

Ainsi, la masser, c'est prendre en charge les tensions de votre partenaire.

INSTALLATION

Pour privilégier le relâchement, deux solutions s'offrent à vous : dans un massage global, on préférera, pour conserver l'enchaînement, la position allongée sur le dos, mais pour un massage rapide, on peut très bien imaginer la position assise, à condition que la tête soit supportée.

PRÉCAUTION À PRENDRE

Méfiez-vous des douleurs qui ont tendance à se diffuser dans d'autres parties du corps comme les bras, les mains ou le dos : elles signent quelquefois des problèmes que vous ne maîtrisez pas. Orientez alors votre partenaire vers un spécialiste.

LES MANŒUVRES SPÉCIFIQUES

PRESSION AU POUCE DES SCALÈNES

Intérêt de la technique

Les scalènes sont des muscles qui partent du cou, et se terminent sur les premières côtes. Leur tension excessive peut provoquer une raideur cervicale allant jusqu'au torticolis. L'intérêt de cette technique est donc de relâcher ces muscles très puissants.

Réalisation de la technique

La difficulté de cette technique réside dans le repérage des scalènes : leurs indurations et leurs densités devraient vous permettre de les repérer.

Une fois le muscle visualisé, placez votre pouce sur son insertion costale, maintenez la pression jusqu'à obtenir la sensation qu'il fond sous vos pouces.

Cette technique peut prendre du temps, soyez patient.

Conseils du professionnel

Attention, si des sensations diffuses apparaissent au niveau des bras ou des mains de votre sujet, c'est que vous n'êtes pas bien positionné, changez votre appui.

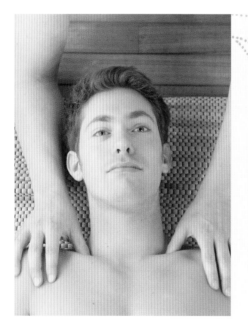 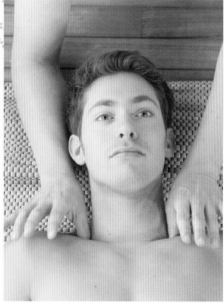

PÉTRISSAGE DES MUSCLES STERNO-CLÉIDO-MASTOÏDIENS

Intérêt de la technique

Les sterno-cléido-mastoïdiens, ou plus pratiquement les SCM, sont des muscles très volumineux du cou allant du crâne jusqu'à la clavicule. Ils sont souvent tendus après un effort musculaire important, et leur relâchement, notamment chez le sportif, est salutaire. Du fait de leur forme, le pétrissage est la meilleure des techniques pour les relâcher.

Réalisation de la technique

Saisissez largement le muscle au niveau du cou, puis réalisez votre pétrissage, jusqu'à sentir le relâchement total du muscle. Changez de côté et renouvelez l'opération.

Conseils du professionnel

Attention, cette technique peut être désagréable si la pression et la position des doigts ne sont pas adaptées.

Vous trouverez d'autres techniques spécifiques de cette région dans le chapitre concernant les massages circulatoire et esthétique (voir p. 137) et dans le massage des sportifs (voir p. 147).

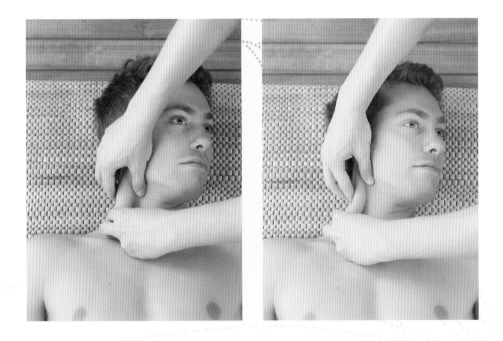

ENCHAÎNEMENT DES TECHNIQUES DE MASSAGE

Dans cet enchaînement, vous allez privilégier la détente, aussi essayez d'être lent, rigoureux et bienveillant dans l'ensemble de vos techniques.
Essayez de prendre en compte la fatigue et les tensions de votre sujet. Ne soyez pas agressif.
N.B. : il arrive pendant le massage que votre partenaire bâille, soupire… Continuez, vous êtes sur la bonne voie.

Effleurage du cou

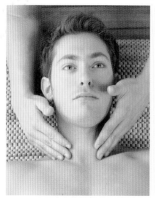 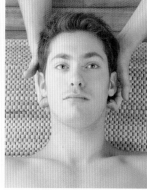 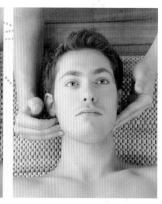

Détente des muscles du crâne

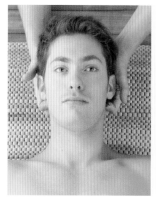 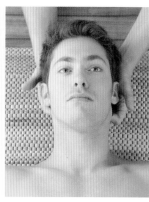 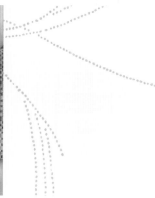

Traction des muscles du cou

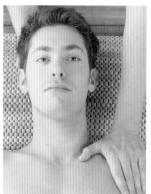 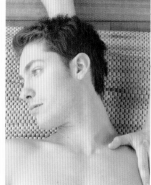 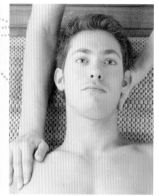

Mobilisation du cou

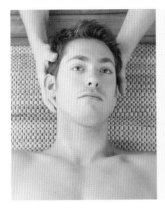
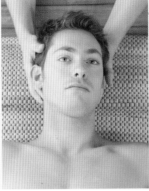
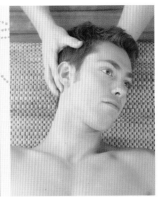

Peignage du cou

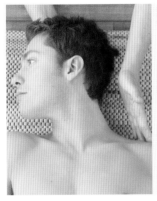
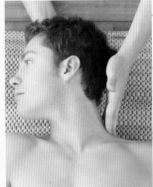
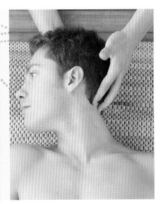

Drainage pectoral

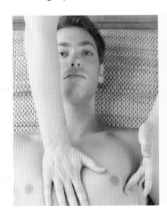
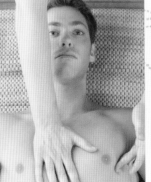
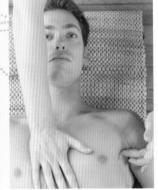

Pétrissage des pectoraux

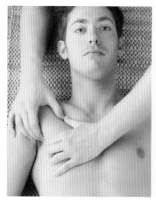 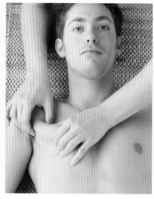

Pression au pouce entre les côtes

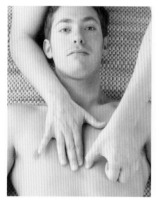 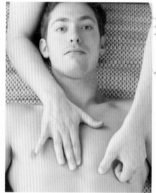 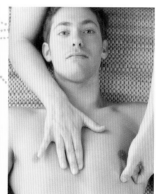

Vibration des côtes

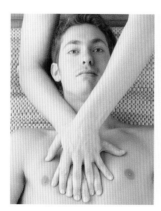 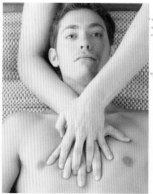

Écoute sternale

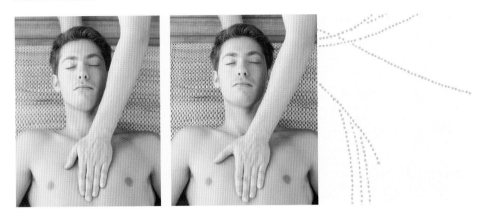

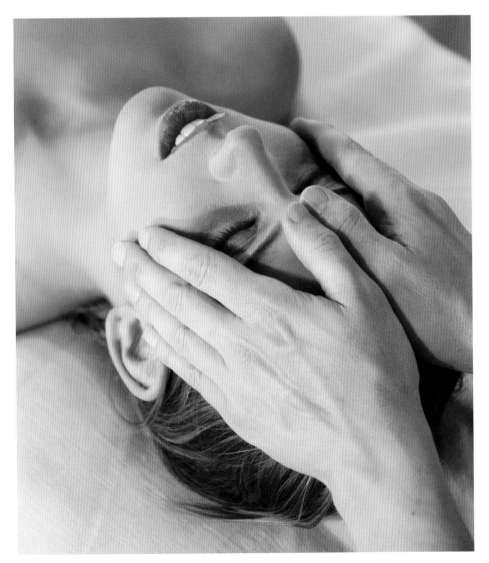

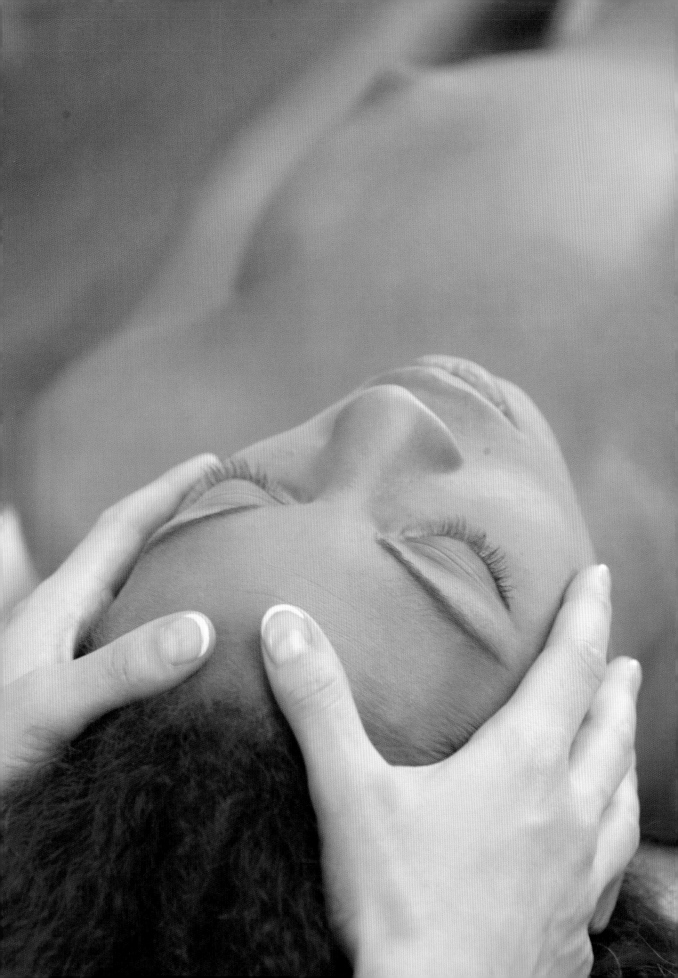

MASSAGE DU VISAGE

Voilà une zone bien particulière, elle est en effet le siège de quatre de nos cinq sens. Ce qui la rend particulièrement délicate et difficile d'accès.

Paradoxalement, les massages de cette zone sont très appréciés, cela est certainement dû au fait que le visage très mobile est le siège de tensions insoupçonnées.

Votre massage bien conduit fera merveille sur une telle zone.

INTRODUCTION

La peau du visage, fine et sensible, toujours exposée aux intempéries, s'abîme plus rapidement. D'un point de vue anatomique, les muscles du visage et de la peau sont indissociables, d'où leur nom de « muscles peauciers ». Situés autour des orifices de la face, ils ont pour la plupart une insertion fixe sur un os et une insertion mobile sur la peau. Ils déterminent ainsi les expressions du visage (sourire).

Le visage est très vascularisé : une émotion le fait rougir ou pâlir, ce qui n'est pas le cas pour les autres parties du corps. Ces caractéristiques particulières du tissu du visage donneront lieu à des techniques de massage spécifiques.

Comme, au fil du temps, les jolis plis dits « rides d'expression » deviennent de vilaines rides qui demeurent, la prise en charge esthétique par le massage est finalement une bonne thérapie. Vous prenez soin de vous tout en évaluant votre beauté qui évolue.

Le regard des autres est important, il conduit aux sentiments et à la vie affective, mais vous êtes votre premier juge, ne soyez pas trop sévère avec vous-même !

INSTALLATION

La meilleure position est sans aucun doute sur le dos avec un coussin derrière la nuque pour relever légèrement la tête.

PRÉCAUTION À PRENDRE

La pression exercée sur cette zone est toujours faible et bienveillante. Attention aux problèmes de peau, ainsi qu'aux cicatrices.

Le drainage circulatoire doit être exécuté en suivant le trajet veineux et lymphatique. Les techniques doivent se diriger vers les ganglions de la tête et du cou, c'est-à-dire du centre du visage vers l'extérieur. Vous devrez être lent et tenir compte de la fragilité des tissus : il existe une grande différence de texture entre les pommettes et les paupières par exemple.

LES MANŒUVRES SPÉCIFIQUES

ÉTIREMENT DES MUSCLES SOUS-MAXILLAIRES

Intérêt de la technique

Les muscles sous-maxillaires sont très sollicités dans la vie professionnelle et sont le siège de tension et de stress. On retrouve fréquemment une raideur anormale de ces muscles. L'étirement de cette zone est donc synonyme de détente et de relaxation.

Réalisation de la technique

Placez vos mains sous le menton de votre partenaire, puis avec le bout des doigts, rentrez doucement dans la masse musculaire. Patientez jusqu'à la phase de relâchement et, de nouveau, essayez de pénétrer plus profondément dans la zone. Lorsque la résistance semble être vaincue, la technique est terminée.

Conseils du professionnel

Soyez patient pour réaliser cette manœuvre qui a besoin de temps pour être efficace.

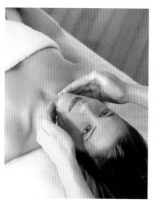 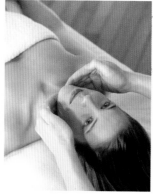 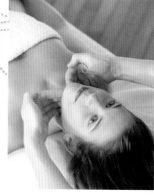

PONÇAGE DES MANDIBULES

Intérêt de la technique

Cette zone est très importante dans l'équilibre général du corps. En rapport avec l'occlusion dentaire, elle subit des tensions provenant à la fois des muscles du visage mais aussi des autres parties du corps. On peut considérer qu'il s'agit d'une clé de voûte de l'équilibre général.

Le ponçage vise donc à détendre et à rééquilibrer les muscles de cette zone.

Réalisation de la technique

Prenez contact avec le bout des doigts sur l'articulation que vous aurez préalablement repérée en demandant un mouvement d'ouverture et de fermeture de la bouche.

Poncez ensuite doucement et de façon régulière toutes les tensions ressenties sous vos doigts. Continuez jusqu'à ressentir une sensation de libération des articulations.

Conseils du professionnel

Cette manœuvre est vraiment très indiquée en cas de déséquilibre du système nerveux, notamment dans les problèmes de nervosité excessive, d'insomnie ou de grincement de dents nocturne.

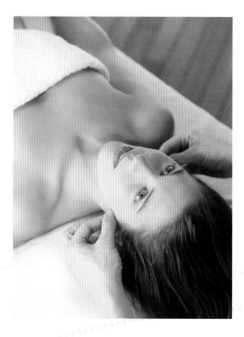

Vous retrouverez d'autres manœuvres spécifiques dans les autres chapitres de ce livre (« Massages circulatoire et esthétique », p. 137, « Automassage », p. 161).

ENCHAÎNEMENT DES TECHNIQUES DE MASSAGE

La priorité du massage du visage est sans aucun doute dictée par la notion de détente et de bien-être. Suivez les indications qui vous sont fournies par les photos suivantes, mais ne perdez pas de vue que c'est vous le chef d'orchestre de votre massage. Essayez d'intégrer progressivement des techniques plus spécifiques qui vous sont décrites dans les différents chapitres de ce livre.

Effleurage du visage

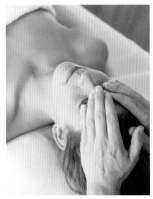 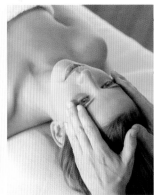 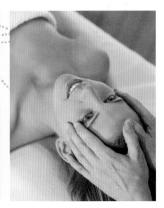

Détente des muscles du visage

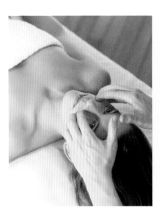 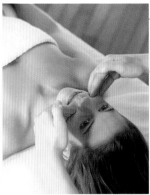 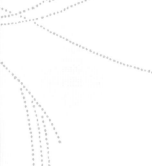

Ouverture ganglionnaire

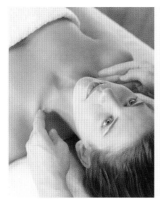 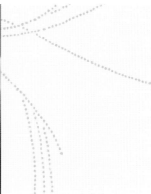 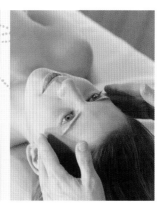

Pressions glissées du bout des doigts

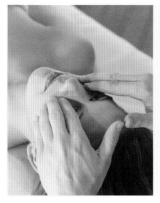 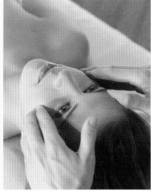 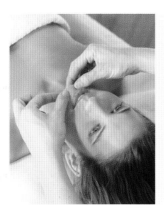

Pressions glissées du menton

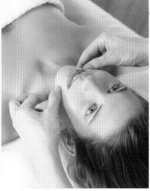 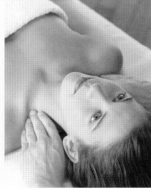 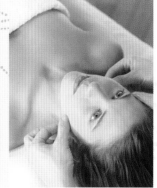

Pression au pouce du visage

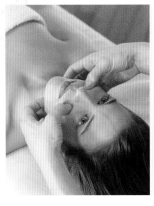
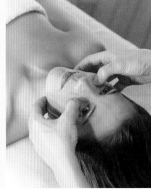
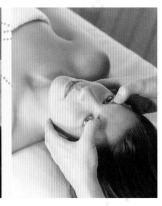

Friction du cuir chevelu

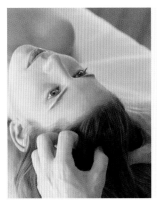
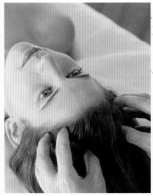
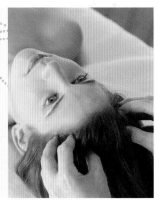

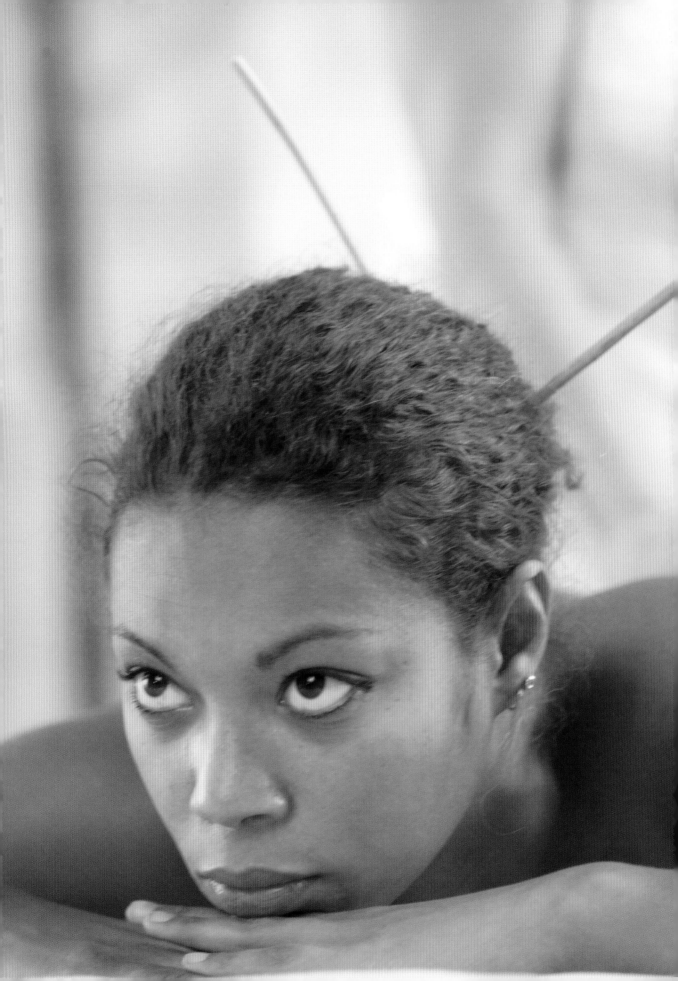

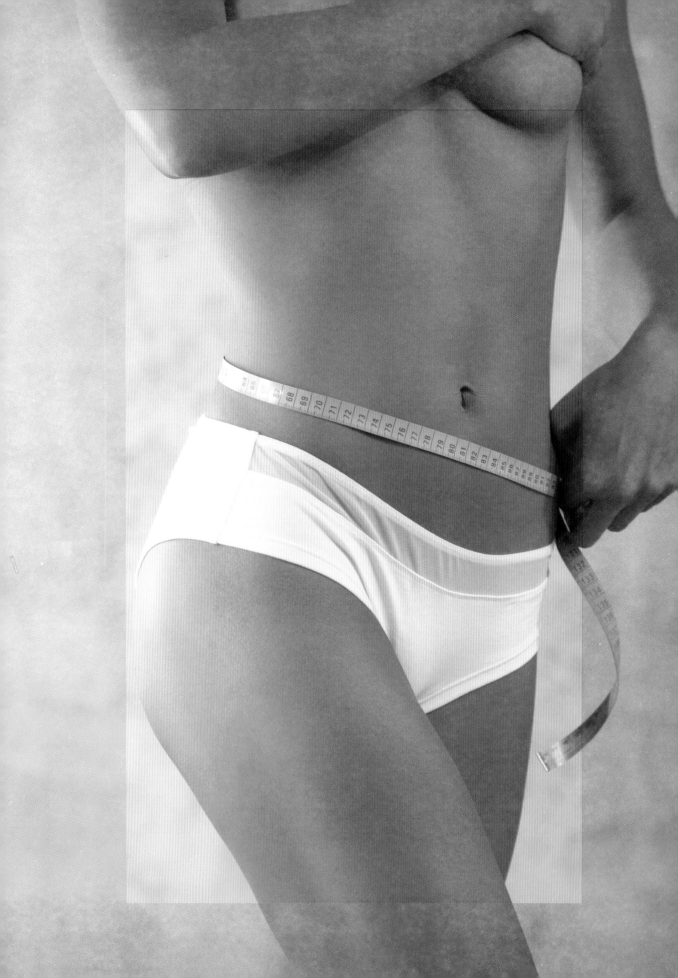

Les différents types de massages et les manœuvres adaptées

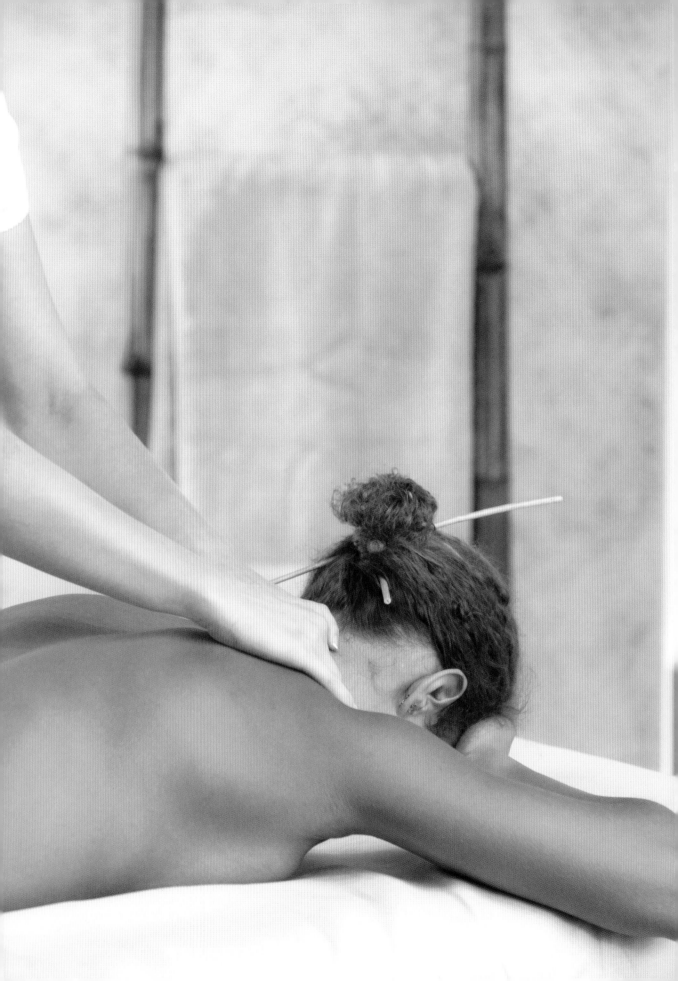

MASSAGES CIRCULATOIRE ET ESTHETIQUE

LE MASSAGE CIRCULATOIRE

Les problèmes circulatoires sont le lot de tout un chacun. Qui n'a jamais eu de problèmes de jambes lourdes, d'œdème au niveau des mollets ou bien encore de cellulite ?
Le massage peut être une véritable aide pour améliorer la circulation, il existe d'ailleurs des techniques spécifiquement adaptées que nous allons aborder dans ce chapitre.

Rappel sur le système circulatoire

Le massage ne peut agir que sur le système de retour circulatoire, c'est-à-dire celui qui ramène le sang vers le cœur. Il s'agit du réseau qui fait suite aux artères, c'est le système veineux.
Ce système est doublé par un système encore plus superficiel que l'on appelle le système lymphatique.
Les vaisseaux veineux et lymphatiques sont sensibles aux pressions extérieures, ce qui explique l'efficacité de certaines techniques de massage si elles sont bien exécutées.

Les problèmes circulatoires veineux et lymphatiques

Les troubles circulatoires se produisent lorsque le retour veineux ou lymphatique n'est plus suffisamment performant. Des douleurs, une sensation de jambes lourdes, des œdèmes au niveau des élastiques des chaussettes sont des signes d'une mauvaise circulation transitoire, mais il existe des problèmes plus persistants comme la cellulite, ou les varicosités.

LE MASSAGE ESTHÉTIQUE

Le massage esthétique est avant tout une prise en charge morphologique du corps.
Il s'agit de « modeler » son enveloppe corporelle pour être beau. Il faut donc rajeunir, car « être beau c'est être jeune ».
En Papouasie ou en Afrique, les critères de beauté sont différents des nôtres, mais quelles que soient les civilisations, la séduction est toujours l'apanage de la jeunesse. Nous devons séduire, et d'abord nous plaire à nous-même.
Ulysse fit un beau voyage car il se frottait le corps chaque matin avec des huiles aromatisées… Bref, pour rester jeune et beau, il faut se prendre en charge ! Le massage esthétique peut vous aider.

Rôle du massage dans la prévention du vieillissement cutané

Vous découvrirez dans ce livre différentes techniques qui visent à maintenir l'élasticité des tissus.
Le massage, grâce à son action de friction sur la peau, joue un rôle important dans la prévention des fibroses (épaississement de la peau) et des rides.
La ride est semblable à une cicatrice « en creux ». Elle est toutefois plus mobile qu'une cicatrice, elle n'est pas figée.
Cette action de mobilisation du tissu conjonctif est essentielle dans la prévention du vieillissement de la peau. Le massage permet de réaliser un « lifting manuel ».
Selon les zones massées, il faudra doser son intensité ; la finesse de la peau des paupières par exemple implique un toucher très délicat.

La cellulite, c'est quoi ?

Compte tenu du taux de graisse plus important et des variations hormonales, c'est plutôt un problème féminin. On la retrouve dans à peu près tous les types morphologiques, même chez les femmes minces.

Il existe plusieurs types de cellulite :

– la cellulite avec rétention d'eau : de loin la plus fréquente, environ 3/4 des cas. Elle très liée aux modifications hormonales. Le drainage lymphatique a ici une action déterminante ;

– la cellulite lipidique : plus localisée au ventre, aux fesses et aux hanches, elle est le fruit d'un excès alimentaire et de la sédentarité. Une technique comme le palper-rouler est ici très indiquée ;

– la cellulite profonde : c'est une cellulite ancienne et tenace, souvent liée à un excès de poids. Des manœuvres plus profondes à base de pressions glissées sont très adaptées pour mobiliser l'ensemble des tissus.

Dans tous les cas, une bonne hydratation, une hygiène alimentaire adaptée, la pratique d'un sport d'endurance et des automassages réguliers sont de bons moyens préventifs car ils stimulent l'activité vasculaire des zones ciblées.

TECHNIQUES ET MANŒUVRES ADAPTÉES

Nous vous présentons ici certaines techniques particulièrement adaptées aux problèmes circulatoires et esthétiques. Vous pouvez bien évidemment les intégrer dans votre massage global en fonction de vos besoins :

1. Drainage des ganglions lymphatiques
2. Manœuvre d'appel et de chasse
3. Drainage des veines saphènes
4. Détente du diaphragme
5. Massage anticellulite
6. Semelle de Lejars
7. Poches sous les yeux

DRAINAGE DES GANGLIONS LYMPHATIQUES

Intérêt de la technique

Les ganglions lymphatiques servent de collecteurs à la lymphe qui transite dans le système lymphatique. Il arrive qu'ils soient un peu submergés par la quantité de liquide qu'ils doivent gérer. Pour les aider dans cette tâche, il existe une technique d'ouverture ganglionnaire qui permet d'évacuer le surplus de lymphe et ainsi vider les ganglions.

Description de la technique

Repérez tout d'abord les ganglions. Ils sont situés à des endroits stratégiques du corps, les plus importants et les plus faciles à repérer étant placés dans l'aine, à l'arrière du genou, au niveau du creux de l'aisselle et à la base du cou. Essayez de bien sentir leur texture.

À la palpation, ils ressemblent à des petites bosses faciles à déformer, car contenant du liquide. Touchez avec beaucoup de précaution cette proéminence avec le bout de votre index et de votre majeur. Exercez alors une poussée brève et rapide en inclinant votre poignet en direction de la tête de votre sujet, comme pour chasser le liquide du ganglion.

Renouvelez l'opération jusqu'à sentir une modification de la structure qui semble dès lors moins dense ; cette modification signe l'arrêt de la technique.

Conseils du professionnel

Abordez le ganglion avec douceur, ne le traumatisez pas.

Attention : il ne s'agit pas d'une technique anodine, compte tenu notamment de l'impact du système lymphatique sur le système immunitaire. Si les ganglions sont douloureux, n'y touchez pas. Si vous avez le moindre doute sur le bon état de santé de votre sujet ou si la texture du ganglion vous semble curieuse, évitez cette technique.

Ouverture des ganglions de l'aine

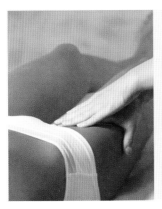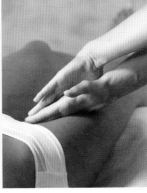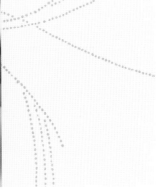

Ouverture des ganglions du genou

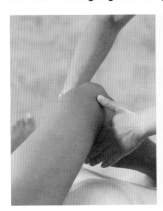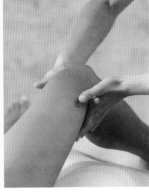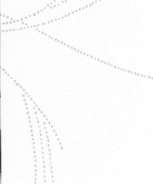

MANŒUVRE D'APPEL ET DE CHASSE

Intérêt de la technique
Il s'agit des techniques de base utilisées dans le drainage lymphatique.
Le drainage lymphatique est certainement une des techniques les plus utilisées dans le massage dit esthétique.
Certains n'hésitent pas à le mettre à toutes les sauces : « Le drainage lymphatique fait maigrir, le drainage lymphatique élimine les graisses, la cellulite, les capitons... »

Description de la technique
Ces manœuvres d'appel et de chasse permettent d'agir efficacement et directement sur la lymphe. Leur grande difficulté réside dans le fait qu'elles sont très superficielles et qu'elles demandent une bonne connaissance anatomique des zones sollicitées.
Elles sont la suite logique d'une manœuvre d'ouverture des ganglions lymphatiques.

MANŒUVRE D'APPEL

Elle précède toujours la manœuvre de chasse.

Votre main ouverte est bien à plat, le pouce écarté. Placez votre index et votre pouce au contact de la peau de votre partenaire.

Puis, sans changer la position de vos mains, exercez une rotation de vos poignets en posant alternativement chacun de vos doigts pour finir main à plat. Terminez la technique en exerçant une légère traction cutanée en direction de la tête de votre sujet. Renouvelez l'opération 4 à 5 fois sur place, puis décalez vos mains vers le bas de la zone que vous venez de drainer.

Couvrez toute la partie que vous souhaitez traiter avant de passer à la manœuvre de chasse.

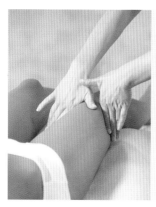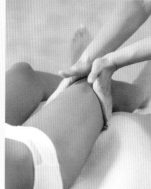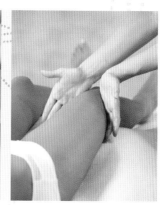

MANŒUVRE DE CHASSE OU DE RÉSORPTION

Elle fait suite à la manœuvre d'appel.

Le mouvement est ici inversé, c'est-à-dire que l'on va aborder la peau avec le bord de la main correspondant à l'auriculaire (petit doigt).

La manœuvre est ensuite identique. Posez alternativement vos doigts en exerçant un mouvement de rotation du poignet. Une fois votre main posée bien à plat, exercez une légère traction en direction des pieds de votre sujet.

Renouvelez l'opération 4 à 5 fois sur place, puis décalez vos mains vers le bas de la zone que vous venez de drainer.

Conseils du professionnel

Ces deux manœuvres doivent être très rythmées, essayez d'en tenir compte pour améliorer la qualité de votre technique. La plus grande erreur que l'on rencontre dans la pratique de cette technique (même à un niveau professionnel) est sans aucun doute liée à la pression excessive exercée.

Pression importante, ici plus qu'ailleurs, n'est pas synonyme d'efficacité.

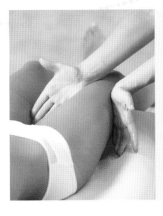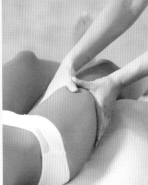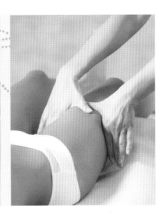

DRAINAGE DES VEINES SAPHÈNES

Intérêt de la technique

Les saphènes sont les veines les plus importantes des jambes. Très superficielles, elles jouent un rôle dans le retour veineux où elles sont sollicitées en permanence. Ce massage spécifique va vous permettre de les aider à accomplir cette fonction de drainage.

Description de la technique

Les saphènes sont très faciles à repérer au niveau de la cheville. Proéminentes, elles passent en avant de la malléole sur la partie externe de la jambe et en arrière de la malléole interne.

Contactez doucement ces veines de chaque côté de la cheville avec vos index et vos majeurs, puis remontez vos mains en direction du genou, par une pression glissée lente et légère.

Revenez à votre position initiale en relâchant la pression mais sans pour autant perdre le contact. Répétez l'exercice 3 fois.

Conseils du professionnel

Mettez du rythme dans cette manœuvre, qui doit se faire dans le sens du retour veineux, c'est-à-dire de la cheville vers le cœur.

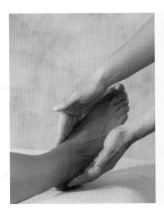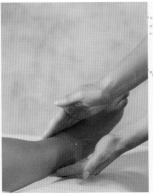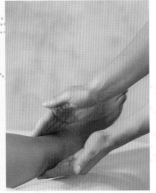

DÉTENTE DU DIAPHRAGME

Intérêt de la technique

Le diaphragme est un muscle qui sépare les poumons du système digestif. Ce muscle respiratoire joue aussi un rôle important au niveau circulatoire par son mouvement d'élévation et d'abaissement. Le but de la technique est donc de stimuler ce muscle de façon à améliorer son action sur la circulation de retour.

Description de la technique

Placez vos mains bien à plat sur les côtes, vos pouces au niveau du diaphragme. Appuyez légèrement vos pouces. Demandez à votre partenaire une inspiration profonde en maintenant la pression de vos pouces puis, dans un deuxième temps, demandez une expiration en accompagnant la remontée du diaphragme avec l'ensemble de vos doigts.
Renouvelez l'opération 3 à 4 fois, jusqu'à ressentir la détente du diaphragme.

Conseils du professionnel

Attention, ne soyez pas agressif, abordez cette zone avec prudence car elle peut être très sensible.

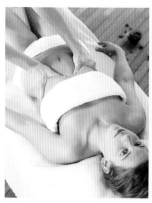 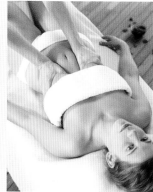 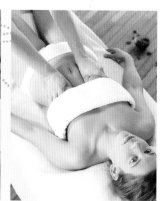

MASSAGE ANTICELLULITE

Intérêt de la technique

Nous avons vu que la cellulite pouvait être liée à plusieurs phénomènes, mais une chose est sûre, c'est que la circulation et notamment la microcirculation jouent un rôle prépondérant dans la perte d'élasticité de la peau des zones infiltrées.
La technique qui vous est proposée ici est une technique qui vise à mobiliser une zone particulièrement propice à l'accumulation de cellulite : la partie externe de la cuisse.

Description de la technique

Placez une main sur la cuisse de façon à l'immobiliser ; avec votre autre main poing fermé, prenez contact avec la partie externe du genou. Puis remontez par une pression glissée profonde votre poing le long de la cuisse jusqu'à la hanche. Ne modifiez pas la pression, pendant toute la manœuvre. Revenez à votre position initiale avec une manœuvre d'effleurage. Renouvelez l'opération jusqu'à sentir une nette amélioration de la mobilité de la peau. Cette technique peut être douloureuse pour votre partenaire, révélant ainsi des tissus infiltrés. Malgré tout, respectez comme toujours la règle de la non-douleur et diminuez la pression si elle est trop grande.

Conseils du professionnel

Entraînez-vous à sentir les modifications du tissu cutané sur cette zone avant et après la manœuvre. Peut-être percevrez-vous de petits reliefs sous le bout de vos doigts : il s'agit généralement d'amas de cellules graisseuses bien décidées à occuper le terrain si on ne les dérange pas.

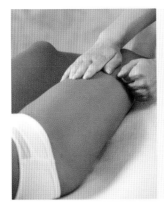 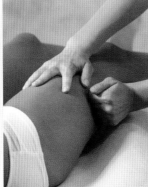 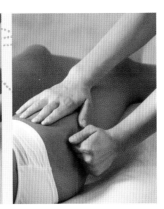

SEMELLE DE LEJARS

Intérêt de la technique

Il existe sous le pied une structure spongieuse appelée semelle de Lejars, faite d'une multitude de petits vaisseaux qui récoltent l'ensemble du sang qui va du cœur vers les jambes.

Cette particularité anatomique est importante dans la mesure où, dans la marche, l'appui sur cette semelle permet au sang de remonter vers le cœur, exactement comme si vous pressiez une éponge. Ce mécanisme peut être perturbé par le manque d'activité physique, un mauvais appui plantaire ou une circulation déficiente. La technique abordée ici étant la reproduction manuelle de ce phénomène, elle vous permettra d'améliorer la circulation de retour.

Description de la technique

Abordez la voûte plantaire poing fermé, votre autre main maintenant fermement le talon de votre partenaire. Exercez dès lors une pression constante allant du talon vers les orteils. Terminez le geste avec votre main ouverte qui revient à la position initiale par un effleurage. Renouvelez l'opération jusqu'à sentir un relâchement de cette zone.

Conseils du professionnel

Appuyez relativement fort avec votre poing, mais ne provoquez pas de douleur. Cette technique apporte généralement bien-être et réconfort.

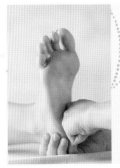 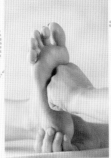 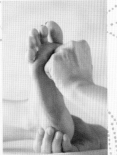 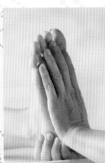

POCHES SOUS LES YEUX

Intérêt de la technique

Les poches sous les yeux sont un problème fréquent souvent lié à un mauvais drainage de la face. Cette technique douce, qui détend, permet une meilleure élimination de ce surplus liquidien et améliore ainsi l'aspect visuel de la zone.

Description de la technique

N'oubliez pas que le visage est une zone où la peau est particulièrement fine et sensible, laissez vos « gros doigts » au placard et abordez la zone avec délicatesse.

Avec le bout des doigts donc, contactez la partie la plus interne de l'œil et exercez sous celui-ci une pression glissée faible proche de l'effleurage. Faites glisser ensuite vos doigts en direction des oreilles jusqu'aux ganglions situés en périphérie du visage.

Conseils du professionnel

Les problèmes de drainage de la face et notamment les cernes et poches sous les yeux sont très souvent en rapport avec un problème d'élimination rénale, l'hydratation est donc le meilleur conseil que nous pouvons donner dans ce cas précis.

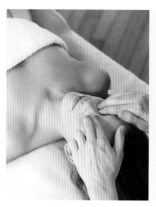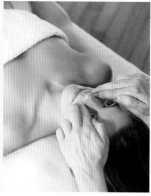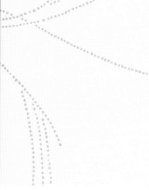

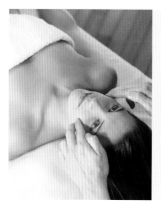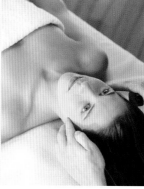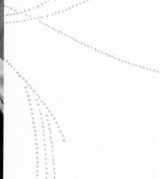

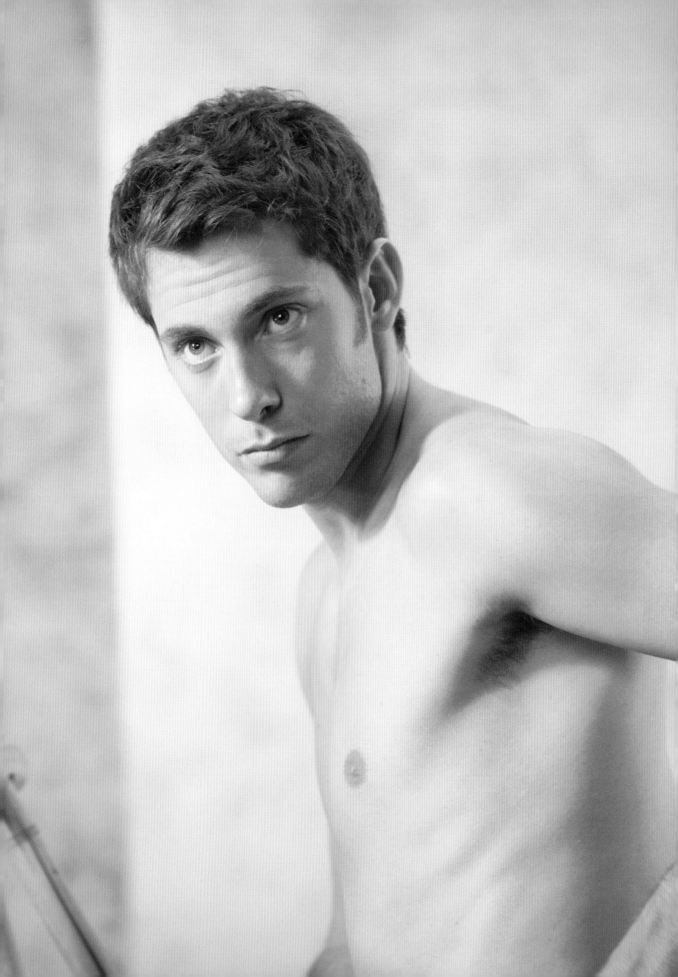

MASSAGE POUR LES SPORTIFS

INTRODUCTION

On imagine bien que, pour les sportifs, les contraintes musculaires sont beaucoup plus importantes que pour quelqu'un de sédentaire. Raideur, tension, crampes, accumulation de fatigue articulaire sont des maux bien connus de ceux pour qui le sport est une philosophie.

Le massage est un atout important dans la récupération du sportif qui n'hésite plus aujourd'hui à en faire un de ses instruments de travail.

Voilà un chapitre qui devrait vous permettre d'aborder certaines techniques particulièrement bien adaptées aux sportifs.

Le muscle dans tous ses états

Le muscle correspond à la partie rouge du bifteck ! C'est un corps charnu qui a la capacité de se contracter sous l'effet d'un influx nerveux. Sa contraction entraîne le mouvement du squelette car les extrémités du muscle s'attachent sur des os.

La contraction musculaire provoque généralement un raccourcissement du muscle. Cette contraction peut être *automatique*, pour le cœur par exemple, semi-automatique ou *réflexe* (lorsque nous marchons) ou *volontaire* lorsqu'on décide de contracter son muscle pour le renforcer par exemple.

Au repos, le muscle est toujours un peu tendu, c'est le *tonus de base*. Si ce tonus est trop élevé en raison du stress par exemple, les muscles deviennent durs et douloureux. De même, lors d'efforts prolongés, le muscle se fatigue et durcit, il peut être alors le siège de *crampes* (contractions violentes et prolongées).

La mise en tension violente d'un muscle peut provoquer des *déchirures* ou des *ruptures*, surtout si le muscle est froid et déshydraté.

Enfin, le maintien durable d'une position par les muscles, le soutien de la tête par les muscles du cou par exemple, provoque des *contractures musculaires* (contraction durable localisée). Ces contractures sont palpables car la zone est grosse et dure. *A contrario*, un muscle trop détendu est inefficace.

Il faut donc trouver un juste équilibre de tension musculaire, et surtout se ménager des plages de relâchement dans une journée. Le massage va vous y aider.

Généralités

En fait, il faut différencier deux types de massage chez le sportif : le massage préparatoire à l'effort et le massage de récupération.

LE MASSAGE PRÉPARATOIRE

Il se fait juste avant l'effort. C'est un massage local et rapide.

Sont privilégiées ici les techniques d'échauffement musculaire, telles que les frictions rapides, les ballottements...

Le but est de stimuler les muscles et d'augmenter leur vascularisation, pour une performance immédiate et optimale.

Des crèmes chauffantes sont couramment utilisées pour leur rôle hyperhémiant, qui améliore encore l'apport local de sang nécessaire à une bonne activité musculaire.

LE MASSAGE DE RÉCUPÉRATION

Il se fait après l'effort, et après un temps relatif de repos, correspondant au retour au calme de l'organisme.

La détente musculaire devient la priorité, toutes les techniques peuvent être utilisées, mais il ne faut pas perdre de vue que vous massez un sportif : il déteste les papouilles qu'il juge inefficaces !

Les toxines emmagasinées dans les muscles ont besoin d'être drainées, les muscles étirés, les contractures relâchées. C'est donc un massage long, lent et puissant qui sera le plus adapté.

TECHNIQUES ET MANŒUVRES ADAPTÉES

Nous vous proposons ici des techniques particulières qui correspondent à certains types de maux rencontrés chez les sportifs. Comme toutes les techniques, elles sont transposables à d'autres zones : à vous de les tester et de les utiliser à bon escient.

1. Détente de la voûte plantaire
2. Détente des lombaires
3. Étirement du carré des lombes
4. Ponçage des muscles de l'omoplate
5. Torsion des muscles ischio-jambiers

DÉTENTE DE LA VOÛTE PLANTAIRE

Intérêt de la technique
La voûte plantaire est une zone particulièrement sollicitée dans le sport, sa tension excessive est donc fréquente et peut provoquer des troubles ostéo-articulaires importants.
Cette technique qui demande la participation de votre partenaire est une manœuvre efficace pour relâcher l'ensemble du pied.

Description de la technique
Placez vos deux pouces croisés en regard de la voûte plantaire.
Maintenez fermement la pression pendant toute la manœuvre, demandez maintenant à votre sujet de plier les orteils dans votre direction puis, après 15 secondes, de les ramener vers lui.
Renouvelez l'opération jusqu'à sentir une diminution de la tension sous vos doigts.

Conseils du professionnel
La difficulté de cette technique résulte dans le fait que le maintien de la pression est difficile. C'est une manœuvre intéressante mais elle peut se révéler un peu douloureuse.

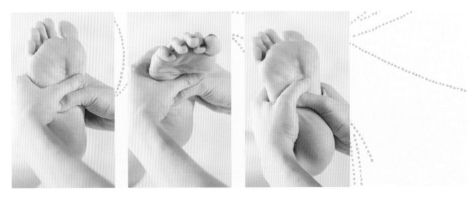

DÉTENTE DES LOMBAIRES

Intérêt de la technique

Les lombaires sont en fait la partie basse du dos. Cette zone fragile est souvent le siège de tension et de douleur.

Nous vous proposons ici une technique simple d'étirement et de relâchement visant à restaurer la mobilité du bas du dos.

Description de la technique

Plaquez vos avant-bras sur le bas du dos, en prenant soin d'avoir vos deux coudes bien serrés. Écartez, maintenant, vos coudes et vos mains en les faisant rouler comme pour allonger les lombaires. Un de vos avant-bras va en direction de la tête, l'autre en direction des fesses.

Conseils du professionnel

Restez le plus en contact possible avec votre sujet, ne lâchez pas prise.

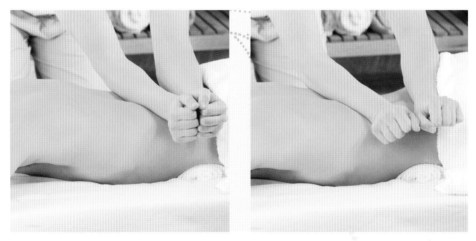

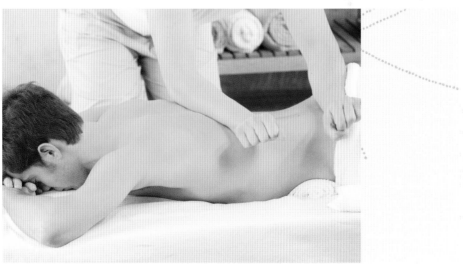

ÉTIREMENT DU CARRÉ DES LOMBES

Intérêt de la technique

Le carré des lombes est un muscle qui relie les côtes au bassin. Il est très sollicité dans la pratique intensive du sport et peut provoquer des raideurs du bas du dos, son étirement permet donc de restaurer la mobilité de cette zone.

Description de la technique

Votre partenaire sur le ventre, attrapez ses côtes les plus basses avec votre main bien à plat. L'autre main empaume quant à elle le bassin.

Tractez maintenant le bassin en prenant soin de bien fixer les côtes.

Une tension importante se fait sentir dans vos avant-bras, signe que la mise en tension est totale.

Maintenez la position 15 secondes et renouvelez l'opération 5 fois avant de changer de côté.

Conseils du professionnel

Réalisez la technique lentement de façon à obtenir une mise en tension optimale du muscle. Ne donnez pas d'à-coup, les fibres musculaires n'aiment pas ça.

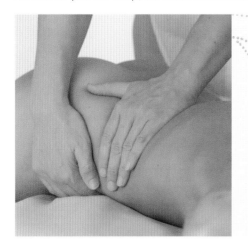
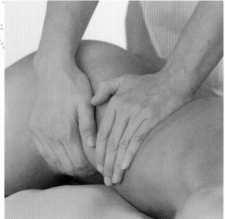
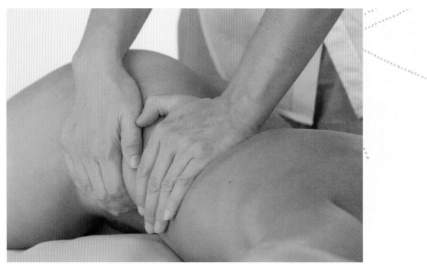

PONÇAGE DES MUSCLES DE L'OMOPLATE

Intérêt de la technique

Voilà une manœuvre très efficace pour relâcher les muscles de l'épaule, après une pratique physique intense comme dans un match de tennis ou une partie de golf.

Description de la technique

La première chose à faire est de rendre accessible la zone où vous voulez réaliser ce ponçage. Votre partenaire est soit assis, soit sur le ventre, sa main correspondant à l'épaule que vous voulez masser est dans son dos. Empaumez avec l'une de vos mains l'épaule de votre sujet, puis rapprochez-la de vous, l'omoplate se dégage alors des côtes, vous permettant ainsi d'avoir accès à sa face cachée. Glissez alors vos doigts sous l'omoplate, et poncez toute la zone découverte. Continuez jusqu'à ressentir un net relâchement musculaire.

Conseils du professionnel

Maintenez bien l'épaule en arrière pour accéder facilement à la zone que vous voulez traiter. Avec un peu d'expérience, vous pourrez mobiliser l'épaule en même temps que vous réaliserez le ponçage, ce qui augmentera l'efficacité de la technique.

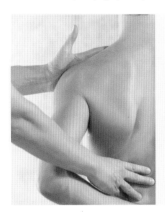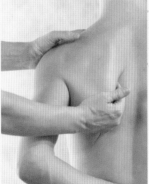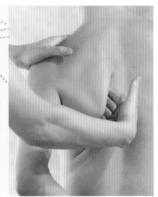

TORSION DES MUSCLES ISCHIO-JAMBIERS

Intérêt de la technique

Les muscles des cuisses sont fortement sollicités dans le sport, et notamment les muscles postérieurs de la cuisse, que l'on appelle les ischio-jambiers. Cette manœuvre va vous permettre de les relâcher au maximum, et de leur redonner souplesse et mobilité.

Description de la technique

Votre partenaire est sur le ventre, un coussin sous les pieds de façon à relâcher les muscles des cuisses. Comme décrit dans le mouvement de torsion (cf. techniques de massage, p. 58), empaumez au maximum le muscle ciblé et faites-le rouler et glisser dans tous les sens de façon à lui redonner de la mobilité. Une sensation de relâchement total signe la fin de la manœuvre.

Conseils du professionnel

Utilisez tout votre corps pour mobiliser le muscle dans toute son amplitude. Prenez le maximum de matière musculaire pour que la technique soit efficace.

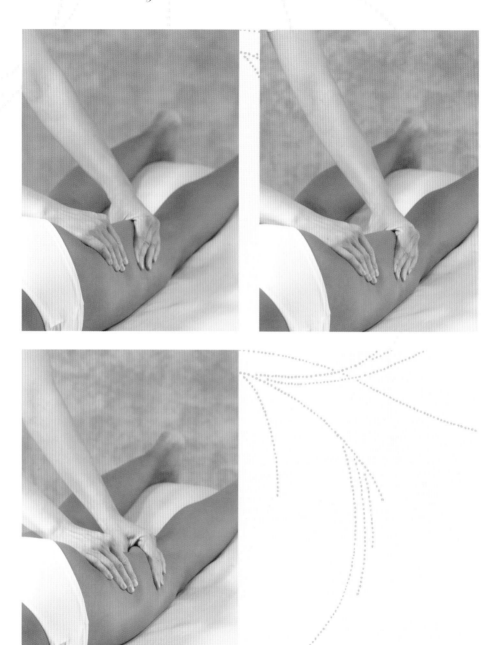

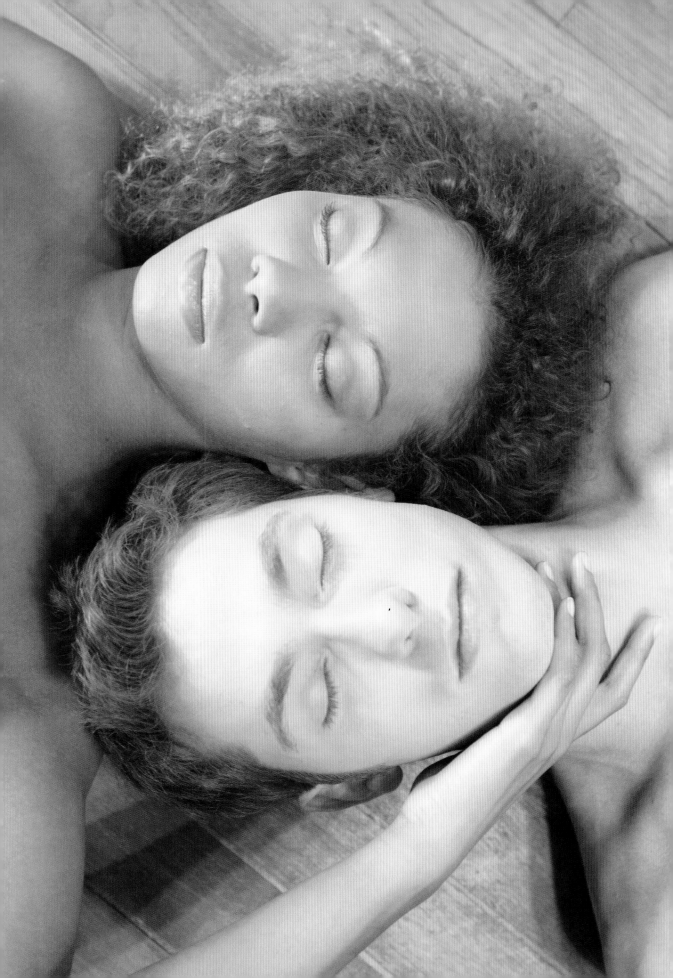

MASSAGE ANTISTRESS

Si le mal de dos était le mal du XXᵉ siècle, le stress sera certainement celui du XXIᵉ siècle. En effet, les gens paraissent souffrir de plus en plus de ce mal étrange, dont ils connaissent le nom mais qu'ils ont bien du mal à identifier. En tout cas, le massage semble être une des solutions pour lutter contre ce phénomène. Aujourd'hui, même les entreprises commencent à s'en préoccuper. Nous vous proposons ici quelques techniques qui devraient vous aider à lutter efficacement contre le stress.

INTRODUCTION

Le stress est sans aucun doute le mal du XXIᵉ siècle, lié essentiellement à notre environnement et à notre sédentarisation. Personne aujourd'hui ne semble épargné par ce phénomène.

Il existe trois façons de réagir face à lui : soit le subir, soit le fuir, soit l'affronter :

– la première solution est sans conteste la plus mauvaise : en le subissant, vous fragilisez votre organisme qui finit par se déséquilibrer. Cela peut provoquer dans un deuxième temps des perturbations irréversibles de votre métabolisme ;

– fuir est une possibilité ; en cas d'urgence, la fuite est sans aucun doute un moyen d'échapper au stress, mais elle ne reste qu'une solution transitoire qui mène tôt ou tard à une situation conflictuelle qu'il faudra gérer ;

– l'affronter, c'est réagir, ne pas vous laisser envahir, respecter les temps de repos dont votre organisme a besoin, ne pas être disponible en permanence pour les autres. Du coup, les téléphones portables deviennent silencieux, la musique remplace le bruit et les vacances vous rendent injoignable. Le massage prend ici toute son importance dans la mesure où il permet à votre organisme de récupérer et de revenir à une situation de repos. Nous vous proposons ici différentes techniques qui, couplées avec les automassages, se révèlent très efficaces.

TECHNIQUES ET MANŒUVRES ADAPTÉES

CROCHETAGE DE LA NUQUE

Intérêt de la technique

C'est une technique particulièrement relaxante qui a pour but de détendre les muscles situés juste sous la base du crâne. Ce sont des muscles très sollicités, notamment après une journée de travail devant votre ordinateur.

Description de la technique

Pliez vos doigts de façon à crocheter la base du crâne, juste en dessous de la partie osseuse que l'on nomme occiput. Équilibrez la pression de vos mains de façon qu'elle soit équivalente à droite et à gauche. Maintenez alors la pression jusqu'à ressentir une nette diminution de la tension sous vos doigts.

La tête devient plus lourde et votre partenaire se relâche et se détend totalement.

Conseils du professionnel

Soyez patient, cette technique peut être longue avant de donner des résultats. Mettez en confiance votre partenaire en lui demandant de bien se détendre.

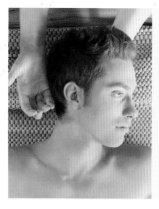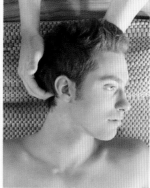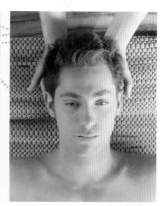

DÉTENTE DES SINUS

Intérêt de la technique

Il existe au niveau des sinus une zone très particulière qui permet, par action réflexe, d'avoir un relâchement total par diminution de la tension artérielle.

L'intérêt d'une telle technique est qu'elle inhibe toutes les tensions pour arriver à un état de bien-être immédiat.

Description de la technique

Deux difficultés se posent :

– d'abord il faut repérer les points réflexes : ils se trouvent de chaque côté du nez à sa jonction avec le front. À la palpation, on sent deux petites dépressions dans lesquelles les doigts trouvent naturellement leur place ;

– ensuite, la pression exercée ne doit pas être excessive, compte tenu de la fragilité de la zone. Contentez-vous de positionner vos doigts et d'attendre.

Conseils du professionnel

Attention, cette manœuvre est déconseillée chez les gens qui font de l'hypotension, chez les femmes enceintes et chez les personnes à tendance migraineuse.

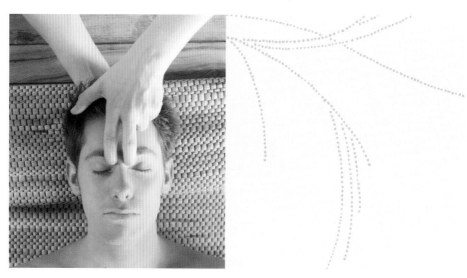

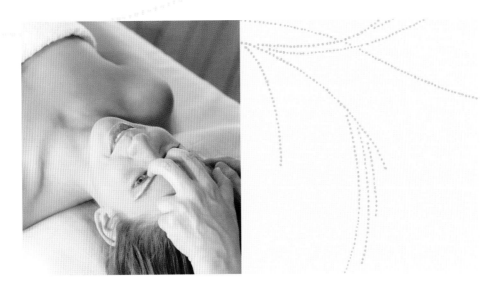

ÉCOUTE FRONTALE

Intérêt de la technique

Dans les techniques de massage, nous avons abordé le côté détendant de la manœuvre d'écoute. C'est le moment de la mettre en application.

Description de la technique

Le frontal est l'os du visage qui, comme son nom l'indique, constitue le front. Votre partenaire sur le dos est bien détendu lorsque vous placez vos mains larges et bienveillantes sur cet os. Relâchez-vous au maximum, respirez régulièrement et ne faites rien ; laissez-vous aller, c'est là toute la magie de cette technique.

Vous pouvez la prolonger jusqu'à ressentir une détente totale de votre partenaire qui peut même parfois s'endormir.

Conseils du professionnel

La difficulté de cette technique est de rester passif, soyez observateur, n'induisez rien.

Variante

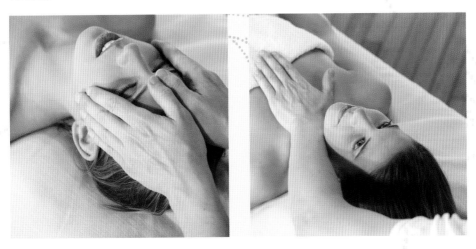

ÉCOUTE STERNALE : même procédé mais avec une main sur le sternum.

DÉTENTE DES TRAPÈZES

Intérêt de la technique

Les trapèzes : voilà des muscles très connus des gens qui souffrent de problèmes de cou. En effet, ils ont la fâcheuse tendance à se mettre en tension dès que la fatigue se fait ressentir. La meilleure technique pour les détendre est sans aucun doute le décordage.

Description de la technique

Attrapez bien le trapèze entre vos deux mains, les pouces, en contact, sont à peu près au milieu du muscle. Exercez alors un mouvement alterné de va-et-vient autour de vos pouces de façon à bien le mobiliser dans toutes les directions.

Renouvelez l'opération jusqu'à obtenir une sensation d'élasticité dans le muscle.

Conseils du professionnel

Empaumez bien le muscle, ne le pincez pas, sinon la manœuvre sera très désagréable.

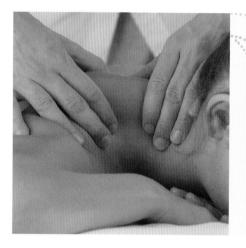
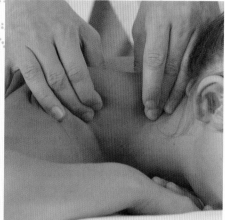

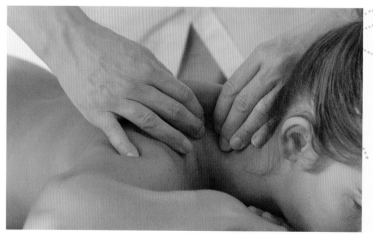

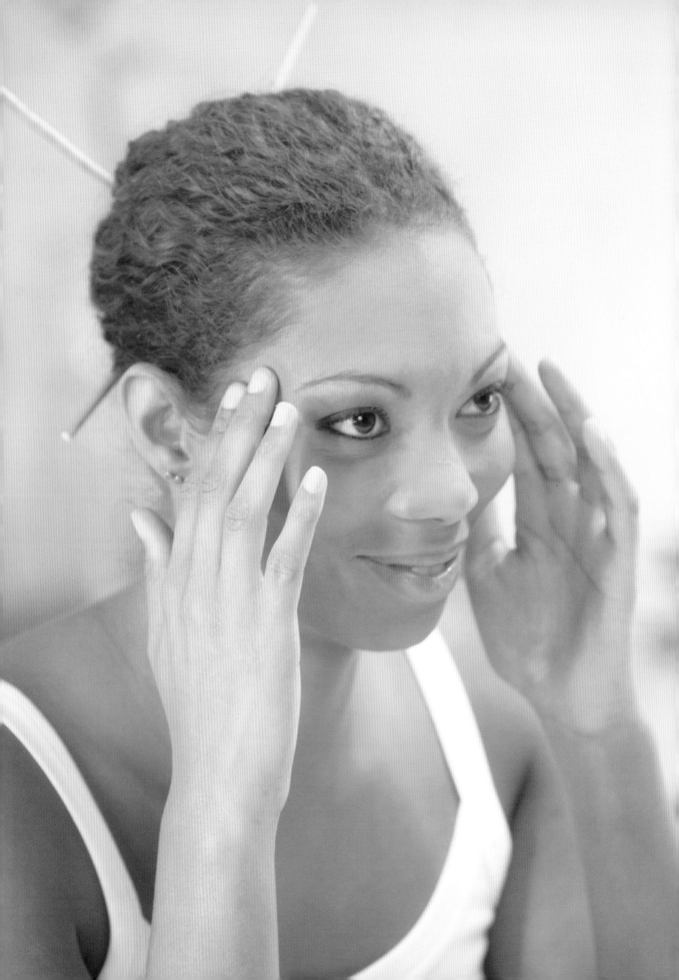

AUTOMASSAGE

Nous vous proposons une nouvelle expérience : celle de vous masser vous-même.

TECHNIQUES ET MANŒUVRES ADAPTÉES

Les techniques développées ici vont vous permettre d'agir sur votre stress, sur vos tensions musculaires, sur votre manque d'énergie ou d'attention.

De plus, vous allez accumuler des informations sur les sensations procurées qui vous permettront d'améliorer votre capacité à bien masser les autres. Un bon masseur doit se faire masser.

Suivant votre humeur ou vos besoins, essayez les différents exercices proposés ; alternez-les et observez leurs effets. Soyez inventif, ces techniques sont là aussi pour stimuler votre imagination. Enfin, prenez votre temps pour bien choisir le moment et l'endroit pour la réalisation de ces exercices, débranchez votre téléphone, mettez-vous à l'aise.

À LA RECHERCHE DU TFL

Intérêt de la technique

Derrière ce nom barbare se cache un muscle : le TFL, ou plus exactement le tenseur du fascia lata. Il se trouve sur le côté de la cuisse et a la particularité d'être le siège de tensions importantes. Ces tensions peuvent provoquer des douleurs du genou, des problèmes circulatoires, des douleurs dans la cuisse, etc., d'où l'intérêt de détendre ce muscle.

Description de la technique

Placez vos mains sur la partie la plus externe de votre cuisse, jusqu'à sentir une zone beaucoup plus dense que les autres. Massez alors cette zone en utilisant une pression glissée profonde, et des petits ponçages sur les zones les plus dures.

Continuez l'opération jusqu'à sentir un relâchement du muscle.

Conseils du professionnel

Le début du massage peut être un peu sensible, massez-vous lentement sans forcer.

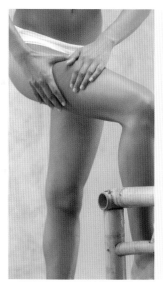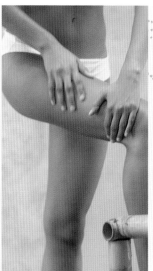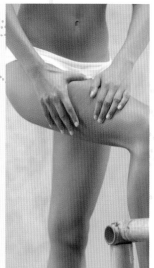

ARCHE INTERNE DU PIED

Intérêt de la technique

Une arche est utilisée en architecture comme un élément de soutien d'une structure, c'est dire l'importance que peut avoir l'arche interne du pied dans le corps humain. La réflexologie plantaire y accorde une importance particulière en mettant en relation la partie interne du pied avec le dos.

Description de la technique

Placez vos deux mains au niveau de la partie interne du pied, puis enfoncez progressivement vos doigts dans cette partie molle. Vous sentirez alors des zones de tension plus importantes. Appliquez-vous à les masser profondément en utilisant une technique de ponçage.
Ces tensions ressemblent à de petits cristaux qui au bout d'un moment vont céder sous vos doigts. Attention, la zone peut être très sensible.

Conseils du professionnel

Pour optimiser la technique, vous pouvez fléchir et étendre alternativement vos orteils.

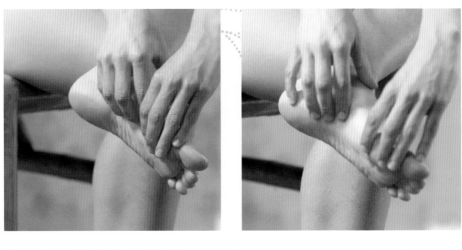

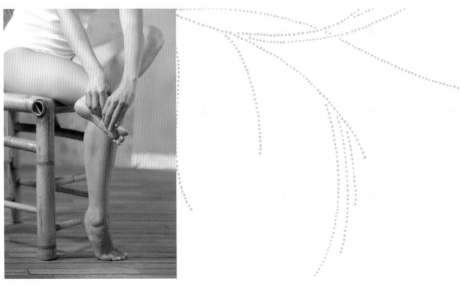

BON PIED, BON ŒIL

Intérêt de la technique

Le pied est le siège d'un grand nombre de tensions, la marche, le piétinement ne font que les renforcer. Lorsqu'on connaît l'influence du pied sur l'ensemble du corps, on comprend mieux l'intérêt de la technique suivante qui vise non seulement à détendre la voûte plantaire mais aussi à améliorer la circulation veineuse.

Description de la technique

Placez une balle de tennis sous le pied et faites-la rouler du talon vers sa pointe avec la plus grande amplitude possible.
Faites des allers-retours jusqu'à sentir une sensation de détente sous la voûte plantaire.

Conseils du professionnel

N'hésitez pas à appuyer fortement sur la balle, le dessous du pied possède une structure très dense et donc très difficile à relâcher.

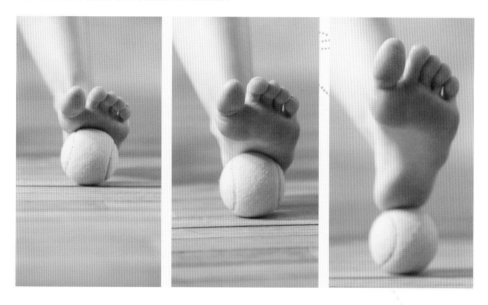

RELÂCHEMENT DE LA MÂCHOIRE

Intérêt de la technique

« Serrer les dents » : voilà une expression qui met en évidence la tension qui s'exerce sur cette zone, lors d'un stress ou d'un effort soutenu.
Cette zone très importante d'un point de vue anatomique est aussi un centre d'équilibre nerveux, sa mobilité est donc primordiale.

Description de la technique

Repérez dans un premier temps l'articulation de la mâchoire en ouvrant et en fermant la bouche. Une fois repérée, exercez des petits ponçages circulaires, lents et réguliers.
Dès le relâchement obtenu, placez vos pouces sous la mâchoire inférieure, et exercez de petites pressions en amenant progressivement vos pouces vers l'avant.
Une sensation de libération est obtenue après quelques manœuvres.

Conseils du professionnel

Vous pouvez vous appuyer sur vos coudes pour réaliser cette technique de façon à être le plus régulier possible. Pendant la première partie de l'exercice, vous pouvez ouvrir et fermer la bouche de façon à améliorer la technique.

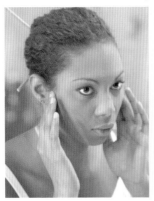 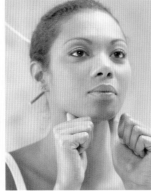 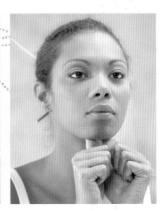

DÉTENTE DU MOLLET

Intérêt de la technique

Détendre les mollets, c'est améliorer la circulation veineuse et relâcher des muscles très sollicités dans la marche.

Description de la technique

En remontant vos doigts le long de votre mollet, vous allez trouver des zones plus tendues que le reste du muscle. Arrêtez-vous sur chaque tension et exercez un ponçage profond et lent de façon à obtenir le relâchement de la zone.

Conseils du professionnel

Installez-vous très confortablement pour réaliser cette technique.

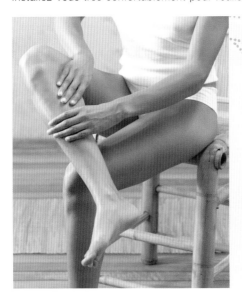 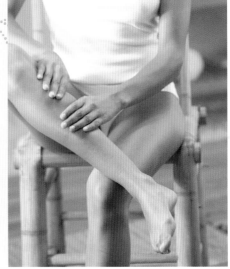

ÉTIREMENT DU BAS DU DOS

Intérêt de la technique

Le bas du dos souffre en position assise prolongée. Le travail, les trajets en voiture sont autant de causes susceptibles de mettre en tension cette zone. Cette technique de relâchement des lombaires sera donc la bienvenue en cas de problème.

Description de la technique

Après vous être bien installé sur le dos, prenez vos genoux entre vos mains ; puis, progressivement, ramenez-les vers le ventre. Dans cette position d'enroulement du bas du dos, basculez vers la droite et la gauche comme un balancier. Revenez à la position initiale, puis renouvelez l'opération jusqu'à sentir la détente de la zone.

Conseils du professionnel

Gardez bien les genoux fléchis pendant tout l'exercice : ils vous permettront de protéger votre dos.

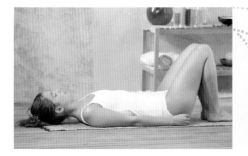 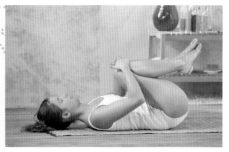

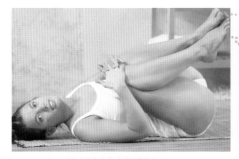 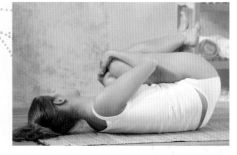

FATIGUE DES YEUX

Intérêt de la technique

Après une journée de travail, surtout devant un écran d'ordinateur, il n'est pas rare de sentir une fatigue oculaire. Elle se manifeste souvent par des sensations de brûlure, de picotements qui peuvent même aboutir à des douleurs de la tête, voire des migraines. Cette technique simple vous permettra de diminuer cette sensation de fatigue et de tension oculaire.

Description de la technique

Placez vos coudes sur votre bureau ou sur une table suffisamment haute. Vos mains ouvertes s'appliquent alors sur vos globes oculaires. Penchez-vous maintenant en avant de façon à augmenter la pression de la tête sur vos mains. Fermez les yeux, détendez-vous pendant 2 minutes.

Conseils du professionnel

Maintenez une pression raisonnable, sans provoquer de douleur.

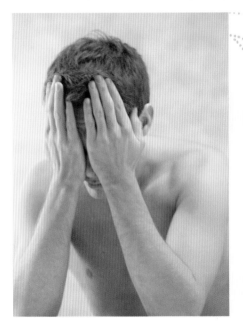
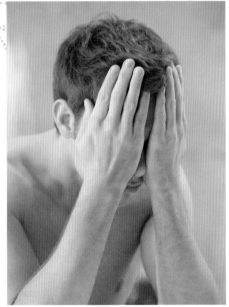

LIBÉRATION DU DIAPHRAGME

Intérêt de la technique

Le diaphragme est le muscle qui sépare les poumons des viscères. Dans la mesure où il est en relation directe avec un centre nerveux bien connu, le plexus solaire, c'est un siège de tension particulier. Sa tension étant synonyme de stress, sa détente vous permettra donc de vous relaxer de façon très importante.

Description de la technique

Placez vos doigts au niveau des dernières côtes. Inspirez profondément, vous allez sentir une poussée importante sous vos doigts. Soufflez ensuite en essayant de faire rentrer vos doigts sous les côtes comme si vous vouliez les crocheter. Renouvelez l'opération plusieurs fois en essayant de passer de plus en plus vos doigts sous les côtes.

Conseils du professionnel

Prenez soins de bien plier vos genoux au début de l'exercice.

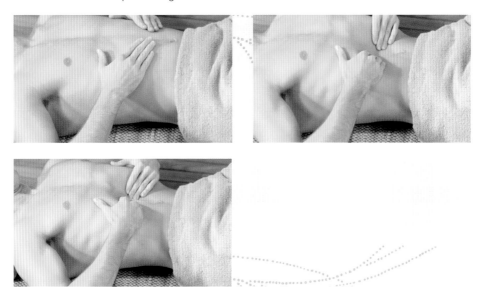

RELÂCHEMENT DES MUSCLES DU VISAGE

Intérêt de la technique

Les muscles de la face sont les muscles de l'expression, ils se fatiguent et sont la source de tensions particulières. Il est extraordinaire de voir à quel point la détente de ses muscles agit sur l'état de stress général. Usez et abusez de cette méthode !

Description de la technique

Placez le bout de vos doigts au niveau de votre front, exercez alors de petits ponçages lents et réguliers ; après quelques instants, écartez vos doigts en direction des oreilles comme pour étirer votre front. Dans un troisième temps, placez vos doigts sur les tempes et exercez de nouveau de petits ponçages.

Conseils du professionnel

Réalisez cette séquence plusieurs fois de façon à obtenir le maximum d'efficacité.

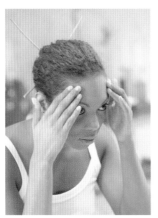 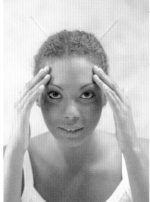

POIGNÉES D'AMOUR

Intérêt de la technique

La prise de poids chez l'homme se fait plus facilement au niveau du ventre et notamment sur une zone que les femmes ont baptisée affectueusement les « poignées d'amour ».

Il n'en reste pas moins que ces bourrelets constitués essentiellement de graisse sont la hantise de bon nombre d'hommes. Nous vous proposons ici de les attaquer de front sans ménagement de façon à ne pas les laisser s'installer.

Description de la technique

Saisissez fermement votre flanc avec les deux mains. Alternez ensuite les palpers-roulers, pétrissages et décordages de façon à bien décoller les différentes couches de peau.

Renouvelez l'opération jusqu'à sentir une totale liberté du pli de peau par rapport aux autres tissus.

Conseils du professionnel

En cas de régime associé, la stimulation de cette zone vous aidera à affiner cette zone disgracieuse.

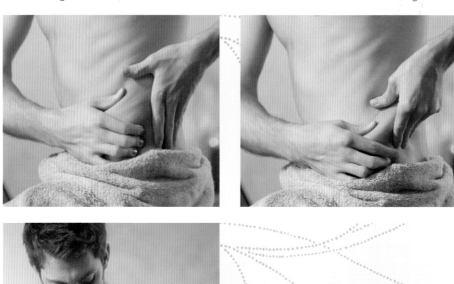

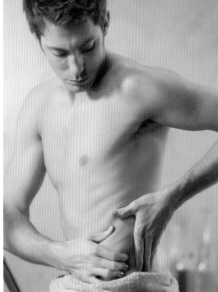

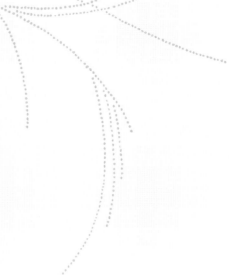

POUR UNE BONNE DIGESTION

Intérêt de la technique

Il peut arriver que la digestion soit un peu difficile, à cause notamment d'une certaine paresse des intestins. Il est en fait possible de leur donner un petit coup de pouce par une action mécanique directe sur le ventre.

Description de la technique

Placez vos deux mains sur le ventre de part et d'autre de votre nombril. Exercez ensuite une pression douce et régulière sur votre ventre dans le sens des aiguilles d'une montre. Utilisez une technique d'effleurage circulaire, c'est la plus adaptée.

Renouvelez l'opération jusqu'à ressentir une sensation de mieux-être.

Conseils du professionnel

Prenez votre temps et n'appuyez pas trop fort.

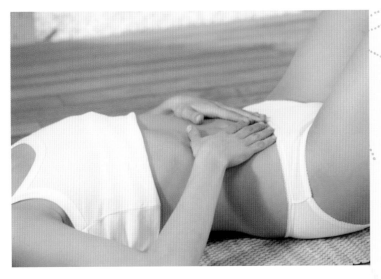

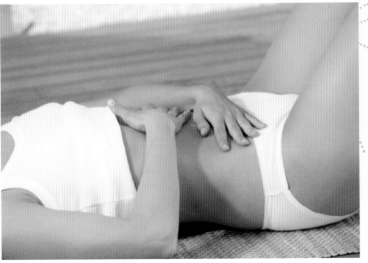

RESPIRATION ANTISTRESS

Intérêt de la technique

Quand nous sommes très stressés, la sensation d'oppression est souvent liée à la sensation de ne pas respirer totalement.

Voilà un exercice qui, couplé à la détente du diaphragme, fera merveille sur le stress.

Description de la technique

Placez vos mains de part et d'autre de vos côtes sur la partie la plus basse, un peu vers l'extérieur. Prenez de l'air profondément en essayant de vous focaliser sur vos mains comme si vous vouliez les repousser. Soufflez ensuite lentement en poussant avec vos mains sur vos côtes le plus longtemps possible. Renouvelez l'opération jusqu'à sentir une respiration fluide aussi bien en inspiration qu'en expiration.

Conseils du professionnel

Contrairement à ce que l'on pourrait penser, il est plus difficile de souffler que de prendre de l'air, concentrez-vous donc sur l'expiration.

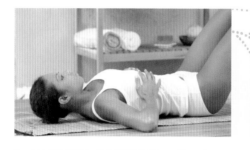
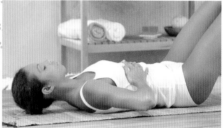
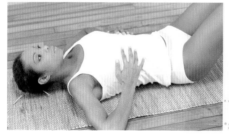
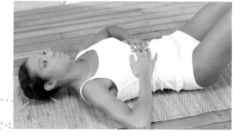

TAMBOURINAGE LOMBAIRE

Intérêt de la technique

Les muscles du bas du dos nous font mal et c'est le fameux « mal de rein ». Mais en fait de rein, il s'agit le plus souvent d'une tension anormale de muscles puissants et difficiles à relâcher au niveau des vertèbres lombaires. Le tambourinage utilise la technique des percussions qui, par son action réflexe, favorise la détente de cette zone.

Description de la technique

Avant d'utiliser cette manœuvre, préparez la zone en exécutant des pressions glissées de part et d'autre de vos lombaires de façon à obtenir un premier relâchement.

Dans un deuxième temps, avec vos poings fermés, percutez votre dos comme pour le faire résonner. Continuez jusqu'à ressentir une sensation de relâchement de cette zone.

Conseils du professionnel

Penchez-vous légèrement en avant pour améliorer l'efficacité de la technique. C'est une technique non traumatisante qui doit rester agréable.

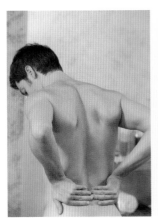
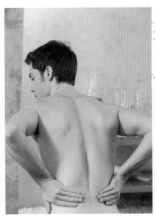
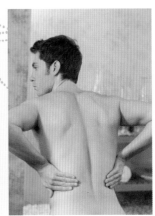

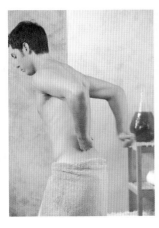
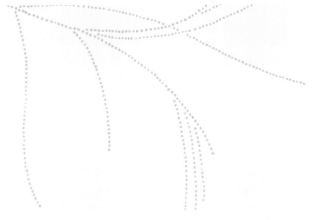

UN COU BIEN DÉTENDU

Intérêt de la technique

Le cou est une zone très mobile et, paradoxalement, cette mobilité rend la zone très fragile. On dit d'ailleurs des vertèbres cervicales qu'elles sont « susceptibles ». Un courant d'air, un travail long devant un ordinateur et voilà les muscles du cou qui se tendent et durcissent. Masser et détendre votre nuque, voilà ce que nous vous proposons.

Description de la technique

Placez vos mains de part et d'autre de votre cou puis, doucement, par une pression glissée douce, ramenez vos mains en direction de la gorge.

Après plusieurs manœuvres, croisez maintenant vos mains sur les épaules et massez-vous la nuque avec des pressions glissées un peu plus profondes, alternez alors main gauche et main droite. Continuez jusqu'à ressentir une sensation de bien-être.

Conseils du professionnel

Pendant votre massage, vous allez rencontrer des zones plus denses, plus dures, c'est le moment d'utiliser une technique de ponçage très efficace sur les contractures.

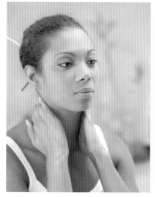
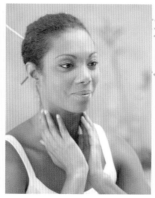
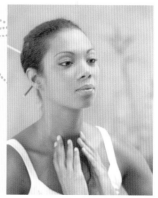
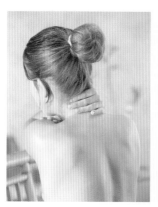
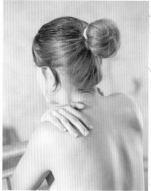

Présentation du DVD

Le DVD qui accompagne ce livre est avant tout un outil pédagogique. Quoi de plus parlant, en effet, qu'une image pour comprendre un geste ?

Vous y trouverez une partie entraînement reprenant les principales techniques de base décrites dans le livre, et une partie massage avec différentes séquences adaptées à vos besoins et au temps dont vous disposez. Enfin, le chapitre « Pas à pas » vous permettra de naviguer d'une zone à l'autre et d'en approfondir l'apprentissage.

Comme dans le livre, nous avons inséré aux moments clés des pictogrammes de façon que vous puissiez suivre visuellement les indications de pression, d'amplitude et de vitesse de chaque technique.

 AMPLITUDE

 PRESSION DES MAINS

 VITESSE

Ne perdez pas de vue que c'est à vous de diriger votre massage et que les images ne sont là que pour vous orienter et stimuler votre imagination.

Achevé d'imprimer en Malaisie
par Tien Wah Press, août 2006.